Rashmi Mittal
Saurabh Sonar
Puneet Batra

A genética na má oclusão

Rashmi Mittal
Saurabh Sonar
Puneet Batra

A genética na má oclusão

ScienciaScripts

Imprint

Any brand names and product names mentioned in this book are subject to trademark, brand or patent protection and are trademarks or registered trademarks of their respective holders. The use of brand names, product names, common names, trade names, product descriptions etc. even without a particular marking in this work is in no way to be construed to mean that such names may be regarded as unrestricted in respect of trademark and brand protection legislation and could thus be used by anyone.

Cover image: www.ingimage.com

This book is a translation from the original published under ISBN 978-613-9-83840-0.

Publisher:
Sciencia Scripts
is a trademark of
Dodo Books Indian Ocean Ltd. and OmniScriptum S.R.L publishing group

120 High Road, East Finchley, London, N2 9ED, United Kingdom
Str. Armeneasca 28/1, office 1, Chisinau MD-2012, Republic of Moldova, Europe
Printed at: see last page
ISBN: 978-620-5-95716-5

CONTEÚDO

Introduzir ião

A maloclusão pode ser definida como um desvio significativo do que é definido como uma oclusão normal ou 'ideal'. Muitos componentes estão envolvidos na oclusão normal.

As mais importantes são:

(a)   o tamanho da maxila;

(b)   o tamanho da mandíbula, tanto do carneiro como do corpo;

(c)   os factores que determinam a relação entre as duas bases esqueléticas, tais como a base craniana e os factores ambientais;

(d)   a forma em arco;

(e)   o tamanho e a morfologia dos dentes;

(f)   o número de dentes presentes; e

(g)   morfologia e comportamento dos tecidos moles, lábios, língua e musculatura peri-oral.[2]

A ciência da genética preocupa-se com a herança de traços, sejam normais ou anormais, e com a interacção dos genes e do ambiente. Este último conceito é de particular relevância para a genética médica, uma vez que os efeitos dos genes podem ser modificados pelo ambiente.[1]

A relativa contribuição dos genes e do ambiente para a etiologia da maloclusão tem sido motivo de controvérsia ao longo do século XX. Os mecanismos genéticos são claramente predominantes durante a morfogénese craniofacial embrionária, mas pensa-se que o ambiente também influencia a morfologia dentofacial pós-natal, particularmente durante o crescimento facial. A chave para a determinação da etiologia da maloclusão, e a sua tratabilidade reside na capacidade de diferenciar o efeito dos genes e do ambiente no esqueleto craniofacial de um indivíduo em particular.[1]

A maloclusão é a manifestação de interacções genéticas e ambientais complexas sobre o desenvolvimento da região oral-facial. Historicamente, os ortodontistas têm-se interessado pela genética como um meio de compreender melhor porque é que um paciente tem uma oclusão particular, e de determinar o melhor curso de tratamento para a má oclusão.

A aplicação da informação genética no tratamento, contudo, tem sido dificultada por vários factores, incluindo:

1) a presunção de que os estudos de hereditariedade têm alguma relevância clínica para o paciente individual, o que eles não têm ;

2) a presunção de que quaisquer factores genéticos que possam ter contribuído para a oclusão

também afectarão a forma como o doente responde ao tratamento, o que não pode acontecer; e

3) uma falta de compreensão na medida em que os factores genéticos podem interagir com factores ambientais (tais como os criados durante tratamentos ortodônticos e ortopédicos dentofaciais) para influenciar traços de um único gene (Mendelian) versus traços "complexos" que são mais frequentemente observados na clínica. Embora seja essencial considerar factores genéticos ao diagnosticar a causa subjacente a praticamente todas as anomalias orais-faciais e variações de desenvolvimento, a importância de como os factores genéticos irão afectar o resultado do tratamento não é muitas vezes apreciada.

Compreender a etiologia de uma má oclusão é importante, por exemplo, se o paciente for um chupador de polegares, então esse hábito deve parar. Mas em termos de etiologia, os factores que influenciaram o desenvolvimento de uma má oclusão podem não ser os mesmos que irão influenciar a forma como o paciente responde ao tratamento dessa má oclusão. Além disso, a fase de desenvolvimento do paciente durante o tratamento é tipicamente uma fase mais tardia do que quando a base da maloclusão se formou pela primeira vez. Embora uma modificação ambiental possa alterar o desenvolvimento do fenótipo num determinado momento, a morfologia estrutural bruta, já presente, pode não mudar rapidamente a menos que a modificação ambiental seja suficiente para alterar a estrutura pré-existente. Como todos os ortodontistas sabem, a capacidade do profissional para afectar uma mudança depende tanto do tempo de intervenção (tratamento) como do estádio de desenvolvimento do paciente.

Saber se a causa do problema é genética tem sido citado como um factor de eventual resultado; isto é, se o problema é genético, então os ortodontistas podem ser limitados no que podem fazer (ou mudar), devido a uma **"predestinação"** intrínseca. Esta é uma má aplicação da genética à prática clínica, uma vez que a maioria das más oclusões que tratamos parecem não ser o resultado de um único gene dominante (mendeliano).[3]

A genética populacional trata do estudo do modo de herança dos traços e da distribuição dos genes nas populações. Todos os cromossomas existem em pares, pelo que as nossas células contêm duas cópias de cada gene, que podem ser iguais ou diferentes na sua subestrutura e no seu produto. As diferentes formas de

Os genes no mesmo local ou posição no cromossoma são chamados **alelos**. Se ambas as cópias do gene forem idênticas, o indivíduo é descrito como homozigoto, enquanto que se forem diferentes, o termo utilizado é heterozigoto. Se uma característica ou doença se manifesta quando a pessoa afectada transporta apenas uma cópia do gene responsável, juntamente com um alelo normal, o modo de herança da característica é chamado dominante. Se duas cópias do gene defeituoso forem necessárias para a expressão do traço, o modo de herança é chamado recessivo.[1]

Os traços multifactoriais, são determinados pela interacção de vários genes em diferentes loci, cada um com um efeito pequeno, mas aditivo, juntamente com factores ambientais (isto é, os genes estão a tornar o indivíduo indevidamente susceptível aos agentes ambientais).

O traço descontínuo multifactorial é determinado por múltiplos loci genéticos que estão presentes ou ausentes dependendo do número ou natureza dos factores genéticos, e/ou ambientais que actuam. Quando presentes, estes traços podem variar continuamente. A explicação aceite da variação descontínua multifactorial assenta no pressuposto de que existe uma escala subjacente de variação contínua da responsabilidade de desenvolver a condição resultante de uma combinação de todas as influências genéticas e ambientais envolvidas. A condição só está presente quando a responsabilidade ultrapassa um valor limiar crítico, e quanto maior for o nível de responsabilidade para além do limiar, mais grave será a doença.

A fissura labial e palatina é uma malformação congénita herdada como um traço multifactorial. Na forma mais suave, o lábio é unilateralmente fendido, enquanto na forma mais severa o lábio é bilateralmente fendido e a fenda palatina é completa. Os pais de um lábio leporino e de uma sonda palatina fendida não são frequentemente afectados, e pode não haver historial familiar de lábio e palato fendidos, mas ao produzir uma criança afectada os pais são considerados como tendo alguns genes subactivos para a formação do lábio e palato. No entanto, os pais devem ter genes normalmente activos suficientes para terem normalmente formado lábios e paladar. Só quando o equilíbrio excede um certo limiar é que a malformação ocorre, e quanto mais o limiar for ultrapassado, maior será a extensão da malformação.[1]

Os recentes avanços na biologia molecular e na genética humana tiveram uma influência considerável na compreensão da genética orofacial. A especialidade de Ortodontia é confrontada com a evidência de que os factores genéticos desempenham um papel predominante na etiologia da maloclusão. Isto é apoiado por estudos populacionais, especialmente estudos familiares e de gémeos. No entanto, estes estudos revelaram também ocasionalmente diferenças notáveis entre pais e filhos, entre irmãos e mesmo entre membros de pares de gémeos monozigóticos, enfatizando o papel significativo dos factores ambientais no desenvolvimento da oclusão.[1]

O projecto do genoma humano resultou não só numa única sequência de genoma humano composta por partes sobrepostas de muitos seres humanos, mas também num catálogo de cerca de 1,4 milhões de sítios de variação na sequência do genoma humano. Este número crescente de variações (ou polimorfismo) pode ser utilizado como marcadores para efectuar análises genéticas (incluindo a interacção genético-ambiental) numa população não criada como o ser humano. O genoma humano varia de um indivíduo para outro com maior frequência em dezenas de alterações de base única do ADN, chamadas polimorfismos de nucleótidos únicos (SNPs). A principal utilização deste mapa SNP humano será para determinar as contribuições dos genes para doenças que têm uma base complexa e multifactorial.[4]

O advento da biologia molecular permitiu ao biólogo descobrir, caracterizar e, por fim, manipular os genes. Podemos agora estudar a forma como os genes e as proteínas funcionam dentro dos seus habitats naturais.

Isto está a aprofundar significativamente a nossa compreensão dos princípios fundamentais do desenvolvimento, de como os genes controlam o comportamento celular e, portanto, como determinam o padrão e a forma de um embrião. Sem este conhecimento da actividade genética e da via de sinalização celular relevante, elucidando o mecanismo que controlaria o desenvolvimento seria impossível. Estes avanços estão agora a influenciar a odontologia e a genética clínica com uma progressão quase diária na explicação da base de uma multiplicidade de malformações congénitas, e de anomalias esqueléticas e dentárias.

É importante que os clínicos tentem manter-se a par destes desenvolvimentos e que os ortodontistas não estejam imunes.

As limitações da análise cefalométrica convencional são bem reconhecidas e técnicas mais discriminatórias para a análise morfométrica craniofacial tornaram-se agora disponíveis. Novas técnicas como a análise de Procrustes, morfometria de elementos finitos, transformações de placas finas, e análise de matriz de distância euclidiana permitem a análise morfológica por computador de configurações craniofaciais que permitirão o mapeamento longitudinal de alterações espaciais durante a morfogénese craniofacial, e a partir destas técnicas será possível a biomodelização preditiva. Tais programas de computador morfométricos estão a ser aplicados a dados craniofaciais internos obtidos de cefalogramas laterais e postero-anteriores, e programas semelhantes foram ou estão a ser desenvolvidos para dados de superfície obtidos por varrimento a laser linear e estereofotogrametria.

Do lado genético, o advento das técnicas de diagnóstico no campo da genética molecular permite identificar morfogenes ou marcadores genéticos relevantes, tais como os do prognatismo mandibular, ou influenciar o desenvolvimento da má oclusão, por exemplo, poderia o apinhamento ser eliminado pela manipulação selectiva do gene homeobox responsável pela iniciação da formação dentária e pelo patterning da dentição? Este último é mais um conceito teórico do que uma proposta prática, mas os aspectos do diagnóstico ortodôntico e do planeamento do tratamento podem muito bem assumir um significado completamente novo à medida que avançamos para o século XXI. A terapêutica molecular está a ser empregada no campo da cirurgia maxilo-facial onde o conhecimento das proteínas morfogenéticas ósseas (BMPs) é explorado na regeneração terapêutica em casos de deficiência óssea congénita ou adquirida. Cabe portanto à especialidade de ortodontia manter-se a par dos desenvolvimentos em genética molecular.[2]

Revisão da Literatura

Hughes OB e Moore GR(1941)[7] , enfatizados na hereditariedade e no crescimento, sublinhar a sua importância na determinação da etiologia da maloclusão ou enfatizar o seu papel na formulação de procedimentos de tratamento não implica que a nutrição e o ambiente não sejam importantes.

Lundstrom A(1952)[8] , observou gémeos idênticos e fraternos, indicando o significado relativo de factores genéticos e não genéticos no que diz respeito a variações na posição dentária e oclusão.

Stein FK(1956)[9] dedicou as suas tentativas de descobrir a influência dos factores de hereditariedade e enfatizou a importância da consideração de tais factores no tratamento das várias condições envolvidas.

Reitan K(1957)[10] considerou factores que determinam a avaliação das forças em Ortodontia e revelou que a variação individual da reacção dos tecidos, o tipo de força aplicada e os princípios mecânicos envolvidos são forças problemáticas em Ortodontia.

Kraus BS et al (1959)[11] discutiram certos conceitos que são fundamentais para toda a investigação em genética e examinaram a sua aplicabilidade especificamente aos conceitos craniofaciais.

Gran SM et al (1963)[12] estudou o dente do terceiro molar, não como um dente variável por si só, mas como uma possível chave para compreender as variações genéticas no tempo, sequência eruptiva, e número de polimorfismo da dentição permanente.

Goodman HO(1965)[13] enfatizou o papel dos factores genéticos no desenvolvimento dentofacial e presumiu a partir de estudos anteriores que o desenvolvimento dos ossos faciais e a anatomia, número e tamanho dos dentes são cada um determinado por sistemas poligénicos.

Gorlin JR et al(1965)[14] relataram o efeito da aneuploidia dos cromossomas X sobre o crescimento da mandíbula e sugeriram que tinha um efeito no crescimento mandibular em relação ao desenvolvimento maxilar.

Krogman WM(1967)[15] analisou o papel dos factores genéticos na face, maxilares e dentes humanos e tabulou os resultados para uma melhor compreensão da etiologia da maloclusão.

Bowden DEJ e Goose H(1968)[16] estudaram o papel da herança na determinação da largura do arco palatino nas famílias humanas e concluíram que os factores ambientais desempenham um grande papel na determinação da largura do arco palatino.

Woolf CM(1970)[17] realizou um estudo genético para determinar se uma anomalia de incisivo lateral maxilar é uma microforma de lábio leporino ou palatino e o estudo levou à recolha de dados que poderiam ser utilizados para investigar a importância etiológica da genética para as anomalias dos incisivos laterais superiores.

Litton et al(1970)[18] fizeram um estudo genético da maloclusão de Classe III e concluíram que um método poligénico de transmissão depende de um limiar para além do qual as pessoas em risco.

Elston RC e Stewart J(1971)[19] analisaram dados de pedigree para estabelecer a presença ou ausência de um mecanismo genético para a manifestação de uma característica ou conjunto de características particulares, para elucidar tal mecanismo, se estiver presente , e para classificar indivíduos para os seus genótipos.

Chung CS et al (1971)[20] investigou possíveis efeitos de factores epidemiológicos e sociológicos sobre o risco de maloclusão e detectou e estudou a variação racial e os possíveis efeitos do cruzamento racial como relacionados com a combinação de genes.

Watnick SS (1972)[21] avaliou o controlo genético no complexo craniofacial através de uma análise quantitativa rigorosa dos contornos ósseos limitados a um componente craniofacial, a mandíbula, como se vê nos cefalogramas de gémeos idênticos e fraternais.

Sforza LLC e Feldman MW (1973)[22] analisaram a transmissão cultural e biológica contrastante de pais para filhos, omitindo os efeitos de outros membros do grupo e para o caso simples em que o fenótipo da criança está linearmente relacionado com o dos pais .

Chung CS e Niswander JD (1974)[23] investigou um estudo anterior e tenta explorar o envolvimento genético em componentes específicos das características de oclusão entre as crianças em idade escolar e descobrir a base das diferenças inter-raciais na prevalência da maloclusão.

Ott J (1974)[24] estimou a fracção de recombinação no pedigree humano através da utilização de um novo programa informático escrito em Fortan IV que permite o cálculo da probabilidade em formato matematicamente correcto para uma classe bastante geral de pedigrees.

Harris JE(1975)[25] analisou os factores genéticos no crescimento da cabeça e a sua herança do complexo craniofacial e da maloclusão, e concluiu que os hábitos que provocam a maloclusão e que resultam da causa genética.

Newman GW(1975)[26] investigou a relação da reabsorção radicular idiopática com a influência genética na família imediata, tipo de maloclusão, causas sistémicas frequentemente citadas na literatura como causadoras, história médica e dentária passada e avaliação da reabsorção radicular em pessoas que foram submetidas a tratamento ortodôntico.

Harris JM e Kowalski CJ (1976)[27] analisaram que ao considerar o diagnóstico ortodôntico, as avaliações de casos, e o planeamento do tratamento, concluiu-se que tudo se encontrava na família.

Smith RJ e Balit HL (1977)[28] reviram o estado da investigação sobre genética da oclusão dentária para fazer sugestões para a direcção de futuras investigações que incorporem objectivos de significado clínico, e para discutir alguns dos problemas metodológicos que serão encontrados em tais esforços.

Escobar V e Bixler D (1977)[29] relataram que existe uma razão substancial para reavaliar a classificação acrocephalosyndactyly e para considerar que os tipos Apert e Pfeiffer podem ser uma e a mesma coisa.

Gram SM et al (1979)[30] estudaram que as semelhanças entre linhas familiares são inflacionadas pelos resultados da convivência e a semelhança entre a população contígua pode reflectir semelhanças no consumo de energia, gasto energético, dieta e nutrição.

Black TK (1980)[31] estudou a assimetria na dentição decídua e concluiu que a relação entre stress e assimetria pode ser mais complicada do que o esperado e as diferenças sistemáticas entre medições ópticas e manuais podem contribuir para as diferenças na assimetria.

Corruccini RS e Potter RHY(1980)[33] fizeram uma análise genética da variação oclusal em gémeos e concluíram que a determinação ambiental da variação oclusal é duas vezes mais importante e deve ser considerada mais vigorosamente no futuro.

Saunders SR et al (1980)[34] estudaram a correlação entre uma grande amostra de pais e os seus descendentes fisicamente próximos da maturidade e entre estes descendentes como irmãos para uma série seleccionada de dimensões craniofaciais.

Harris FE e Smith RJ(1982)[35] analisaram estatisticamente a hereditariedade de dezassete atributos de tamanho de arco, forma de arco e relações oclusais indica uma dominância dos factores ambientais sobre os factores genéticos.

Lavelle CLB (1983)[36] estudou a forma mandibular em rato e disse que os contrastes entre os animais alimentados com dietas duras e moles, os processos causais subjacentes a tais contrastes têm ainda de ser completamente elucidados.

Corruccini RS (1984)[37] estudado sobre a transição epidemiológica na oclusão dentária na população mundial e a rapidez da transição é proporcional à rapidez das mudanças de urbanização que lançam suspeitas sobre o ambiente não genético.

Proffit WR (1986)[38] analisou que ambas as opiniões extremas foram rejeitadas, mas a importância relativa dos factores ambientais versus factores herdados na etiologia da maloclusão permanece controversa e resumiu as diferentes opiniões.

Witkop CJ (1987)[39] estudou as causas da agenesia dos dentes sucedâneos e sugeriu que o estado homozigoto do gene que determina os dentes incisivos laterais maxilares que se perdem.

Lobb WK (1987)[43] estudou a variação dentro dos esqueletos craniofaciais de gémeos monozigotos e vertiginosos em termos de forma e disposição espacial das partes componentes e para relacionar esta variação com a oclusão dos dentes.

Sharpe W (1987)[40] examinou a relação da recidiva pós-tratamento ortodôntico para suporte ósseo alveolar crestal e reabsorção radicular e descobriu que pode haver uma relação entre a recidiva ortodôntica e os parâmetros de aumento da reabsorção radicular e diminuição dos níveis de osso alveolar cristalizado.

Thompson EM e Winter RM (1988)[41] deu a outra família com mandíbula dos Habsburgos com características faciais semelhantes às dos Habsburgos reais, incluindo o prognatismo mandibular, lábios inferiores espessados, áreas malares planas proeminentes do nariz e pálpebras inferiores suavemente evitáveis.

Mcsherry PF (1988)[42] analisou a etiologia e a gestão da ectopia palatina canina e examinou as provas em torno das teorias genéticas e de orientação com indicações para cada modalidade de tratamento com base nas provas científicas disponíveis.

Boraas JC et al (1988)[44] estudaram o papel da contribuição genética para a cárie dentária, oclusão e morfologia como demonstrado por gémeos criados separados e compararam parâmetros estatisticamente seleccionados em famílias monozigóticas e dizigóticas.

Linge L e Linge BO (1991)[45] avaliaram a contribuição relativa das características e variáveis de tratamento dos pacientes com pré-tratamento para a reabsorção radicular apical dos incisivos superiores em pacientes ortodônticos tratados consecutivamente.

Harris EF e Johnson MG (1991)[46] analisaram a hereditariedade das variáveis craniométricas e oclusais e disseram que, em contraste com as variáveis craniométricas, que têm uma elevada hereditariedade, quase toda a variabilidade oclusal é adquirida em vez de herdada.

Harris EF e Butler ML (1992)[47] estudaram os padrões de reabsorção radicular dos incisivos antes e depois da correcção ortodôntica em casos com mordida aberta anterior e sugeriram que o tratamento ortodôntico per se não é a maior contribuição para a reabsorção radicular.

Brezniak N e Wasserstein A (1993)[48] discutiram sobre os diferentes factores que afectam a reabsorção radicular após tratamento ortodôntico que pode ser biológico, mecânico ou ambos e também disseram que a reabsorção radicular cessa assim que o tratamento activo é tenninado.

Wolff G et al (1993)[49] estudou que o prognatismo mandibular foi assumido como uma característica poligénica na grande maioria dos casos. Em algumas famílias, este fenótipo e talvez uma síndrome com um espectro mais amplo de anomalias faciais parece ser determinado por um único gene dominante de muito baixa frequência (McKusick No *176700). Sabia-se que o fenótipo tinha ocorrido independentemente em várias famílias nobres europeias. construíram um pedigree compreendendo 13 destas famílias com 409 membros em 23 gerações nas quais o prognatismo mandibular tinha sido segregado. Obviamente, o suposto gene dominante não era totalmente penetrante no estado heterozigoto. e concluíram que a análise do pedigree utilizando o algoritmo Elston-Stewart produz uma estimativa de máxima probabilidade do parâmetro de penetração.

Harris EF et al(1993)[50] analisaram as causas de reabsorção radicular apical em pacientes não tratados ortodonticamente e concluíram que a perda de estabilidade dos dentes adjacentes, o aumento da utilização de menos dentes restantes e a perda de ancoragem radicular no osso são preditores significativos da reabsorção radicular extemal.

King Let al (1993)[51] estudou a hereditariedade das variáveis cefalométricas e oclusais avaliadas a partir de irmãos com má oclusão evidente e disse que os tipos faciais e padrões de crescimento geneticamente influenciados, os irmãos são susceptíveis de responder a factores ambientais comuns a ambos os irmãos.

Peck L et al (1993)[52] investigou a transposição canina-primeiro pré-molar maxilar e em análise forneceu fortes evidências de que a transposição canina-primeiro pré-molar maxilar é uma perturbação da ordem dos dentes e da posição eruptiva resultante de influências genéticas dentro de um modelo de herança multifactorial.

Labuda MC et al (1993)[53] estudaram a utilidade dos estudos de gémeos para explorar a etiologia das perturbações psiquiátricas da infância e da adolescência.

Vanco C et al (1995)[55] observaram variações na morfologia facial resultantes da influência de factores genéticos e ambientais e concluíram que as correlações dentro dos pares MZ eram consistentemente mais elevadas do que dentro dos pares DZ tanto para as dimensões faciais como para as amplitudes de Fourier, fornecendo evidências de contribuição genética significativa para a convexidade facial, altura facial e profundidade facial.

Park WJ et al (1995)[56] comentou sobre as mutações nos receptores de factores de crescimento fibroblastos , uma consequência fenotípica durante o desenvolvimento eucariótico e analisou o mecanismo que revelou que mutações em diferentes domínios de FGFR podem causar a mesma desordem humana variável, mutações em diferentes FGFRs podem causar o mesmo fenótipo humano e como mutações idênticas podem causar fenótipos variáveis.

Neiminen P et al (1995)[57] estudou sobre o defeito genético na hipodontia que é uma característica autossomicamente herdada dominante e concluiu que a exclusão de MSX1 e MSX2 como um gene candidato.

Pirinen S et al (1996)[58] observaram que o deslocamento palatino dos caninos é genético e relacionado com a ausência congénita de dentes.

Kurol J et al (1996)[59] estudou a reabsorção radicular após a aplicação de força contínua controlada semanalmente e concluiu que uma grande variação individual na reabsorção radicular sem associação com o deslocamento dentário.

Baurmind S et al (1996)[60] analisou a relação da reabsorção apical da raiz em adultos tratados ortodonticamente entre o deslocamento dos incisivos centrais superiores medido em cefalogramas laterais e filmes radiográficos periapicais anteriores.

Harris E et al (1997)[63] estudou sobre o componente hereditário para reabsorção apical externa da raiz em pacientes tratados ortodonticamente e disse que o factor genético substantivo na susceptibilidade à reabsorção apical externa da raiz sem diferença de sexo ou idade na susceptibilidade.

Moss ML (1997)[64] sugeriu a actual revisão da hipótese da matriz funcional para alargar a reconsideração dos papéis relativos dos processos e mecanismos genómicos e epigenéticos na regulação do crescimento e desenvolvimento craniofacial.

Thesleff I (1998)[65] estudou sobre o viés genético do desenvolvimento craniofacial normal e anormal e declarou que os estudos genéticos moleculares demonstraram que as mutações nos genes das redes de sinalização causam uma variedade de defeitos craniofaciais humanos.

Peck S et al (1998)[66] investigou a transposição e os resultados da transposição dos incisivos laterais mandibulares e dos caninos, fornecendo provas de que a transposição dos incisivos laterais mandibulares é uma perturbação da ordem dentária e da posição eruptiva provavelmente causada por influências genéticas e mostrou que é também responsável por ocorrências das suas anomalias dentárias associadas.

Baccetti T (1998)[67] estudou associações entre anomalias de posição dentária e aplasia dentária de dentes homólogos do lado oposto da arcada dentária e os dados sugerem um componente genético na etiologia das malposições dentárias, que pode ser considerado uma co variável num complexo de distúrbios dentários controlados geneticamente.

Horiuchi A et al(1998)[68] estudaram a correlação entre a proximidade da placa cortical e a reabsorção radicular apical e concluíram que a reabsorção radicular apical dos incisivos centrais superiores é influenciada pela aproximação da raiz à placa cortical palatina durante o tratamento ortodôntico.

Parker RJ e Harris EF(1998)[69] estudaram sobre as direcções dos movimentos dentários ortodônticos associados à reabsorção externa apical da raiz dos incisivos centrais superiores e concluíram que a intrusão dos incisivos com aumento do torque radicular são os preditores mais fortes.

Cassidy KM et al (1998)[70] analisaram o tamanho e a forma dos arcos dentários maxilares e mandibulares e concluíram que o tamanho e a forma são vistos mais sujeitos a influências ambientais do que à hereditariedade, e mostraram que a atenção directa para a necessidade de compreender melhor que factores extrínsecos modulam o tamanho e a forma do arco durante o desenvolvimento.

Mossey PA 1 (1999)[1] estudou a contribuição relativa dos genes e do ambiente para a etiologia da maloclusão e a sua tratabilidade reside na capacidade de diferenciar o efeito dos genes e do ambiente no esqueleto craniofacial de um indivíduo em particular.

Massey PA 2 (1999)[2] estudou a influência relativa da genética e dos factores ambientais na etiologia da maloclusão e concluiu que o fenótipo é inevitavelmente o resultado tanto de factores genéticos como ambientais , existem provas irrefutáveis de uma influência genética significativa em muitas variáveis dentárias e oclusais.

Singh GD (1999)[73] estudado sobre os determinantes morfológicos na etiologia das más oclusões de Classe III e as co-morfologias dos complexos craniomaxilares e mandibulares são provavelmente dependentes de genes candidatos que sofrem interacções género-ambientais para produzir a má oclusão de Classe III.

Chakravarti A (2001)[74] discutiu sobre o futuro da medicina genética e concluiu que o geneticista irá concentrar-se na compreensão das características físicas e comportamentais

Dempsey PJ e Townsend GC (2001)[76] estudou as contribuições genéticas e ambientais para a variação do tamanho dos dentes humanos e mostrou variações genéticas aditivas, variando 56 a 92% da variação fenotípica.

Sameshima GT e Sinclair PM (2001)[78] discutiram sobre os factores de diagnóstico que prevêem e previnem a reabsorção radicular e os resultados mostraram que a reabsorção ocorre principalmente nos dentes anteriores maxilares e a pior reabsorção foi observada nos incisivos laterais maxilares e com dentes com forma radicular anormal.

Yamaguchi T et al (2001)[77] estudou sobre a variante do gene receptor Honnone de crescimento e altura mandibular na população japonesa e concluiu que a variante do gene GHR P56IT está associada ao crescimento da altura mandibular.

Wise GE et al (2002)[79] discutiram sobre os determinantes celulares, moleculares e genéticos da erupção dentária com o papel do factor específico de transcrição osteoblástica, Cbfa 1 e várias condições humanas que resultam em falha ou atraso na erupção dentária.

Peck S et al (2002)[80] mostrou a evidência de campos genéticos orofaciais entre a ocorrência concomitante de malposições caninas e a agenesia dos dentes e disse que factores de transcrição como MSX1 e PAX9 estão associados à agenesia dos molares.

Becker A et al (2002)[81] disse sobre a variação do tamanho dos dentes maxilares nas dentições com deslocamento canino palatino e os resultados mostraram que os dentes dos caninos caninos masculinos com deslocamento palatino são reduzidos em tamanho e semelhantes aos das mulheres, o que contrasta com a população em geral.

Ishii N et al (2002)[82] estudou sobre as diferenças craniofaciais entre as mulheres japonesas e britânicas caucasianas com má oclusão de Classe III esquelética e descobriu que a redução da base anterior do crânio e do componente médio facial e o patamar facial de ângulo elevado na população japonesa pode ser uma característica morfológica baseada na raça e estas características são menos favoráveis para o padrão de crescimento esquelético de Classe III em comparação com a população caucasiana.

Townsend et al (2003)[83] estudaram as dimensões molares inter-cuspiais e afirmaram que uma variação fenotípica elevada nas distâncias inter-cuspiais com apenas uma contribuição genética moderada é consistente com uma influência epigenética substancial na dobragem progressiva do epitélio interno do esmalte.

Qawasmi RA et al (2003)[84] estudaram sobre a predisposição genética para a reabsorção externa apical da raiz em pacientes ortodônticos e concluíram que o locus TNFRSF11A está associado à reabsorção externa apical da raiz.

Gass JR et al (2003)[85] estimaram correlações familiares e hereditariedade para avaliar os padrões de agregação familiar das diástamos maxilares e os resultados sugeriram um possível viés genético para a diástase da linha média maxilar e o papel dos factores ambientais na amostra negra do que na amostra branca.

Zubieta JKet al (2003)[86] estudou sobre os efeitos do genótipo COMT val158 em resposta aos stressores da dor e pode estar subjacente a diferenças interindiviuais na adaptação e resposta à dor e outros estímulos estressantes.

Chaushu S et al (2003)[87] determinaram a correlação entre a dentição Com caninos deslocados bucalmente e caninos normalmente em erupção e concluíram que existe um acentuado dimorfismo sexual.

Hartsfield JK et al (2004)[88] estudaram sobre os factores genéticos na reabsorção apical externa da raiz e relação com o tratamento ortodôntico e descobriram que é multifactorial.

Soh J et al (2005)[89] estudou o estado oclusal dos adultos e concluiu que o molar de Angle Classe I era o mais prevalecente, seguido das relações de Classe ll e Classe III, tendo sido encontrada uma diferença significativa no estado oclusal entre os grupos étnicos relativamente à relação dos incisivos e à falta de dentes permanentes.

Opperman LA et al (2005)[90] analisaram o desenvolvimento e crescimento de ossos intramembranosos a partir de suturas cranianas e faciais, de cartilagem e ossos endocondral a partir das sincrondroses da base craniana.

Yamuguchi T et al(2005)[91] estudou a análise da ligação de todo o genoma do prognatismo mandibular em pacientes coreanos e japoneses e identificou genes susceptíveis em regiões de ligação que abrirão caminho para a compreensão das vias moleculares causadoras do prognatismo mandibular.

Bui C et al (2006)[92] caracterizaram as convergências da forma dentofacial da má oclusão de Classe III esquelética em indivíduos para testar a hipótese fundamental de que existem subtipos distintos de oclusão de Classe III ma e concluíram que estão envolvidos diferentes genes 1n de dimensão de controlo vs estruturas.

Qawasmi RA et al (2006)[93] estudaram sobre a reabsorção radicular associada à força ortodôntica em ratos consanguíneos e mostraram que DBA/2J, BALB/cJ e 129133/J são altamente susceptíveis à reabsorção radicular.

Abass KS e Hartsfield JK (2008)[94] estudaram os factores genéticos e ambientais como dois aspectos que determinam o fenótipo e concluíram que os polimorfismos genéticos em diferentes loci com factores ambientais conduzem à manifestação de traços tão complexos.

Qawasmi RA et al (2008)[95] estudaram sobre a predisposição genética para a reabsorção apical externa das raízes, o que levou a compreender a contribuição dos factores ambientais.

Lidral AC et al (2008)[96] analisou as causas genéticas da fissura labial e palatina e formulou um aconselhamento de risco mais preciso e o desenvolvimento de terapias preventivas.

Abass SK et al (2008)[97] estudaram a reabsorção radicular associada à força ortodôntica (RRAOF) e os resultados mostraram que a diferença de sexo apenas observada entre a estirpe BALB/cj e dois padrões de herança onde foi observada, concluindo assim que a evidência de componentes rastreáveis e poligénicos que afectam a RRAOF em ratos.

Harris EF (2008)[98] analisou as fontes de variação genética e ambiental que geram o fenótipo de um traço para ajudar a clarificar a interpretação e limitações da heritablidade de um traço sugeriu que a variação esquelética tem um componente genético substancial , mas há pouco ou nenhum para variações "baseadas no dente" tais como posições dentárias, rotações e deslocamentos.

Iwasaki LR et al (2008)[99] estudaram que a informação quantitativa relativa às diferenças na natureza e velocidade da movimentação dentária ortodôntica em humanos em diferentes fases de desenvolvimento poderia levar à identificação de indivíduos com diferenças extremas nos processos fisiológicos associados à modelação e remodelação óssea.

Slade GD et al (2008)[100] investigaram a etiologia da desordem temporomandibular e a variante genética, potencialmente ajudando a identificar pacientes cujo risco de desenvolver desordem temporomandibular é aumentado após tratamento ortodôntico, servindo assim como um marcador de risco útil no planeamento de cuidados ortodônticos.

Sprowls et al (2008)[101] investigaram a relação entre a assimetria da arcada dentária e a assimetria do tamanho do dente direito e esquerdo e concluíram que a assimetria flutuante, a diferença entre dois lados de um traço bilateral que não envolve anti-simetria e não é direccional e fonte predominante de variação oclusal é ambiental e sugeriram que a variação oclusal pode ser a capacidade relativa do indivíduo para desenvolver uma imagem espelhada direita e esquerda.

Hartsfield JK (2008)[102] disse sobre ortodontia personalizada através de uma melhor compreensão da combinação e interacção de factores genéticos e ambientais que influenciam a resposta de tratamento dos pacientes.

Decker E et al (2008)[103] estudou a falha primária não sindrómica familiar da erupção dentária e mostrou que é causada por mutações heterozigóticas na codificação genética do PTHRl, embora se saiba que a inactivação completa do PTHRI está subjacente à Osteocondrodisplasia Osteocondrodisplásica (BOCD) Autosomal- Recessiva da Blomstrand.

Abass SK et al (2008)[104] estudaram a herança da susceptibilidade à reabsorção radicular associada à força ortodôntica em ratos e os resultados fornecem provas de componentes rastreáveis e poligénicos que afectam a reabsorção radicular associada à força ortodôntica (RRAOF).

Lages EMB et al (2009)[105] encontraram associação de IL-lbeta e reabsorção radicular externa (ERR) e aí, onde uma diferença estatística significativa entre as frequências dos alelos e genótipos do polimorfismo do gene IL-beta entre grupos afectados e não afectados, sugerindo que o alelo 1 predispõe sujeitos à ERR.

Noor A et al (2009)[106] identificou uma mutação homozigotos sem sentido dentro do gene LTBP3, codificando a proteína TGF-beta de ligação latente 3, uma proteína de matriz extracelular que se acredita causar a função osteoclasta causadora de oligodontia ou agenesia selectiva do dente.

Chaturvedi S et al (2011)[107] analisou o papel da natureza e a sua influência na morfologia facial, fazendo estudos retrospectivos e avaliando o seu valor na prática. A má oclusão de classe III é o resultado da interacção dos genes e do ambiente, estudados no pedigree familiar apontaram uma probabilidade da sua herança monogénica dominante.

Nanni L et al (2011)[108] realizou estudos moleculares sobre 13 incisivos centrais superiores médios solitários que não tinham holoprosencefalia e encontrou associação de mutação de Sonic Hedgehog (SI-IH) na família dos incisivos centrais superiores médios solitários.

Cakan DG et al (2011)[6] incluiu a informação actual sobre a associação de ortodontia e genética e disse que o desenvolvimento de estruturas esqueléticas está pacificamente sob controlo ambiental e parcialmente sob controlo genético. Um esboço do impacto da hereditariedade no desenvolvimento dentofacial como uma revisão dos factores etiológicos das anomalias esqueléticas do ponto de vista genético.

Hartsfield J K et al (2012)[3] estudou os padrões de crescimento estatural e a previsão da altura dos adultos Para compreender como diferentes factores genéticos influenciam os padrões de crescimento e desenvolvimento, cientistas e clínicos estudam sequências de desenvolvimento, malformações e síndromes. Ao conhecer uma parte ou todo o código de ADN específico de um paciente para estimar como a sua composição genética irá influenciar os padrões de crescimento e desenvolvimento.e concluiu que, em última análise, a identificação de variações genéticas chave ao nível do paciente individual pode melhorar as previsões de crescimento para esse paciente.

Nishitha Joshia et al (2014)[125] estudaram que a probabilidade de defeitos de nascença nos tecidos orofaciais é elevada devido à complexidade estrutural e de desenvolvimento do rosto e à susceptibilidade a perturbações intrínsecas e extrínsecas. E concluíram que a má oclusão esquelética é causada pela distorção do crescimento mandibular e/ou maxilar adequado durante o desenvolvimento fetal. Os pacientes com má oclusão esquelética podem sofrer de deformidades dentárias, bruxismo, apinhamento dos dentes, trismo, dificuldades de mastigação, obstrução respiratória e perturbações da digestão.

Cakan DG et al (2016)[6] defende que a interrupção da odontogénese por qualquer factor etiológico pode resultar em anomalias dentárias. E concluíram que, para além dos factores ambientais, o impacto da genética nas anomalias dentárias foi considerado como um factor em diferentes níveis. Mas muitos autores tinham questionado um defeito genético comum que resultava em diferentes condições fenotípicas, tais como dentes ausentes, malformados, malpostos ou ectópicos.

1. Noções básicas de Genética

BÁSICAS DE resultado em condições hereditárias ou síndromes que afectam qualquer aspecto do crescimento e desenvolvimento.

CROMOSSOMAS HUMANOS

ESTRUTURA E CLASSIFICAÇÃO

Nos humanos o núcleo celular normal contém 46 cromossomas, compostos por 22 pares de autossomas e um único par de cromossomas sexuais > XX no feminino e XY no masculino. O cromossoma Y é muito mais pequeno do que o X.

Cada cromossoma é composto por dupla hélice de ADN e a embalagem do ADN em cromossomas envolve várias ordens de enrolamento e dobragem de ADN. Para além da bobinagem primária da dupla hélice de ADN, existe uma bobinagem secundária em torno de contas esféricas de história, formando o que se chama nucleosomas. Existe uma bobina terciária dos nucleossomas para formar as fibras cromatinosas que formam longos laços num andaime de proteínas não histónicas ácidas, que são posteriormente enroladas numa bobina apertada para formar o cromossoma tal como visualizado sob o microscópio de luz, toda a estrutura que constitui o chamado modelo solenóide da estrutura cromossómica.

MORFOLOGIA

Cada cromossoma consiste em duas vertentes idênticas conhecidas como cromatídeos, ou cromatídeos irmãos. Estes cromatídeos irmãos são unidos a uma constrição primária conhecida como centromero. Os centrómeros consistem em várias centenas de kilobases de ADN repetitivo e são responsáveis pelo movimento dos cromossomas na divisão celular. Cada centrómero divide os cromossomas em braços curtos e longos designados p (= apetite) e q (=grande), respectivamente. Os cromossomas morfologicamente são divididos em, Melecenlric > centromero localizado centralmente

Acrocêntrico > centrómero localizado na extremidade do terminal

Submetacêntrico > centrómero em posição intermédia

NOMENCLATURA DOS CROMOSSOMAS

Cada braço cromossómico é dividido em regiões e cada região é subdividida em bandas numeradas sempre a partir do centrómero para fora. Um dado ponto de um cromossoma é designado pelo número do cromossoma, o braço (p ou q), a região e a banda, por exemplo

15q12. Por vezes a palavra região é omitida para que 15q12 seja referida simplesmente como banda 12 no braço longo do cromossoma15.

NUCLEOTIDES

O ácido nucleico é composto por um polímero longo de moléculas individuais chamadas nucleotídeos. Cada nucleótido é composto por uma base azotada, uma molécula de açúcar e uma molécula de fosfato. As bases azotadas dividem-se em dois tipos, purinas e pirimidinas. As purinas incluem a adenina e a guanina; as pirimidinas incluem a citosina, a timina e o uracil. Existem dois tipos diferentes de ácido nucleico, ácido ribonucleico (RNA) e ácido desoxirribonucleico (ADN). Tanto o ADN como o RNA contêm as bases purínicas adenina e guanina e a pirimidina citosina, mas a timina ocorre apenas no ADN enquanto o uracilo apenas se encontra no RNA.

DNA : O MATERIAL HERIDITÁRIO

As moléculas de ADN têm uma estrutura tridimensional muito distinta e característica conhecida como a dupla hélice. Em 1953, a estrutura do ADN foi descoberta por **Watson e Crick** que trabalhavam em Cambridge utilizando fotografias de difracção de raios X tiradas por Franklin e Wilkins.

Imagens de difracção de raios X da dupla hélice mostram padrões repetidos de bandas que reflectem a regularidade da estrutura do ADN. A dupla hélice executa uma curva a cada 10 pares de bases. O passo da hélice é 34A, pelo que o espaçamento entre as bases é de 3,4A. O diâmetro da hélice é de 20A. Diz-se que a hélice dupla é 3 antiparalelas. Um dos fios corre na direcção 5'^3' e o outro 3'^5' na direcção 3'^5'. A dupla hélice não é absolutamente regular e quando vista do exterior pode ser vista uma ranhura maior e uma ranhura menor. Estes são importantes para a interacção com proteínas, para a replicação do ADN e para a expressão da informação genética.

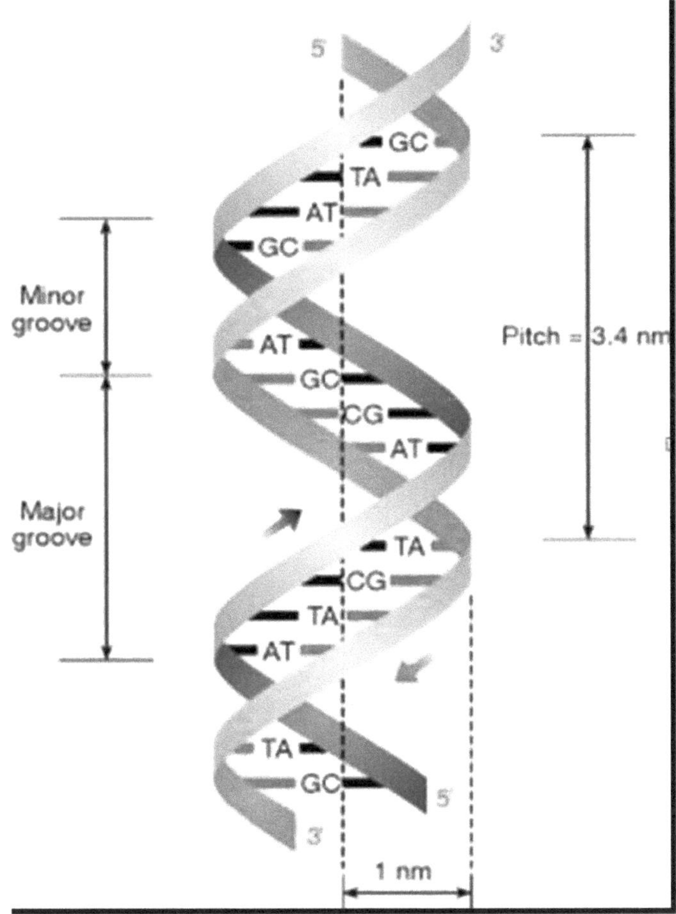

Figura-1 estrutura do ADN

EMPARELHAMENTO DE BASE COMPLEMENTAR

As bases das duas cadeias de polinucleótidos interagem uma com a outra. A timina interage sempre com a adenina e a guanina com a citosina (i.e. A-T e G-C). A forma como as bases formam pares entre as duas cadeias de ADN é conhecida como emparelhamento de bases complementares. O emparelhamento de bases complementares é essencial para a expressão da informação genética e é central para a forma como as sequências de ADN são transcritas em mRNA e traduzidas em proteínas.

TIPOS DE SEQUÊNCIAS DE ADN

A análise do ADN humano mostrou que aproximadamente 60-70% do genoma humano consiste em sequências de ADN de número único ou baixo de cópias. O resto do genoma, cerca de 30-40% consiste em sequências de ADN moderadas ou altamente repetitivas.

<u>ADN NUCLEAR</u>

    (A) Genes nucleares

        (i) Genes únicos de cópia única

        (ii) Famílias multigenes -e**.g. a família genética HOX homeobox.**

            Famílias de genes clássicos

            Gene super famílias

    (B) ADN extragénico

        (i) Repetição tandem

            Satélite

            Minisatélite

                Telomeric

                Hipervariável

            Microssatélite

        (ii) Entremeado em

            Elementos nucleares curtos intercalados

            Elementos nucleares há muito entrelaçados

<u>ADN MITOCONDRIAL</u>

    Dois genes rRNA

    22 genes de tRNA

    13 genes que codificam as proteínas envolvidas na fosforilação oxidativa.

ESTRUTURA DOS GENES

Genoma é definido como a informação genética herdada de ambos os seus pais. A informação codificada no genoma de um paciente pode influenciar o crescimento e desenvolvimento quando a informação codificada é convertida na forma de proteínas (e/ou moléculas reguladoras, tais como microRNAs (miRNAs).

Esta informação é codificada por ~3,2 mil milhões de pares de bases de nucleótidos (bps), compostos por adenina (A), timina (T) , resíduos de citosina (C) e guanina (G), que são organizados em sequências em 23 pares de cromossomas. Cada indivíduo tem 22 pares de cromossomas autossómicos (cromossomas que exibem o mesmo número de cópias tanto em homens como em mulheres) e 1 par de cromossomas sexuais (XX ou XY). Um cromossoma de cada par é herdado da mãe do indivíduo e o outro par do seu pai. Colectivamente, esta informação genética é frequentemente referida como o ADN ou código genético de uma pessoa. Surpreendentemente, as sequências genéticas de todos os humanos parecem ser ~99,9% idênticas, e por isso é apenas 0,1% da informação da sequência que codifica as nossas diferenças individuais. Estima-se que o genoma humano é composto por 25.000 genes (representando apenas ~2% de todo o genoma), sendo o comprimento médio dos genes de ~3.000 bps de informação.

Gene é uma sequência específica de informação que fornece as instruções para fazer uma proteína única ou um conjunto de proteínas relacionadas.

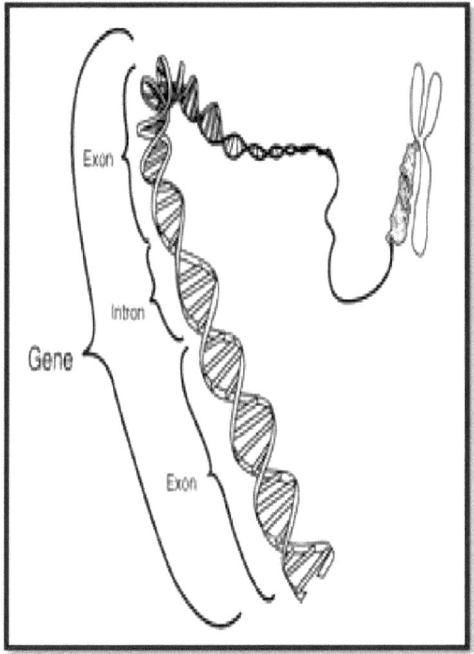

Figura 2- estrutura do gene

Um gene é uma unidade de informação e corresponde a um segmento discreto de ADN com uma sequência de base que codifica a sequência de aminoácidos de um polipéptido. Os genes variam muito em tamanho, desde menos de 100 pares de bases até vários milhões de pares de bases. Nos seres humanos há uma estimativa de 50-100000 genes dispostos em 23 cromossomas. Os genes estão muito dispersos e estão separados uns dos outros por sequências que não contêm informação genética; a isto chama-se ADN intergénico. O ADN intergénico é muito longo, de tal forma que nos seres humanos as sequências de genes representam menos de cerca de 30% do ADN total. Apenas uma das duas vertentes da dupla hélice do ADN transporta a informação biológica e esta é chamada a vertente modelo ou vertente de sentido ou codificação, que é utilizada para produzir uma molécula de RNA de sequência complementar que dirige a síntese de um polipéptido. A outra vertente chama-se vertente não-modelo ou vertente antisense ou não-codificadora.

Promotores Gene

A expressão dos genes é regulada por um segmento de sequência de ADN presente a montante da sequência de codificação conhecida como o promotor. As sequências de ADN conservadas no promotor são reconhecidas e ligadas pela polimerase do RNA e outras proteínas associadas chamadas factores de transcrição que provocam a síntese da transcrição do RNA do gene.

A localização ou "endereço" de qualquer gene dentro de um genoma é chamado o seu **locus** (plural loci: isto é, referindo-se à localização física de mais do que um gene).

Genótipo

Uma determinação do código de ADN real (A, T, C ou G) para um local específico dentro do genoma de uma pessoa descreve o seu genótipo para esse local. Uma vez que existe variação natural na sequência de ADN, um gene específico num local pode ainda variar entre indivíduos e cromossomas homólogos no mesmo indivíduo.

Alelos

Estas diferentes formas do "mesmo" gene são chamadas alelos.

Quando os alelos nos pares de cromossomas homólogos são os mesmos, diz-se que são **homozigotos.**

Quando os alelos nos pares de cromossomas homólogos são diferentes, diz-se que são **heterozigotos.**

O modo de herança descreve como a informação genética é transmitida de uma geração para a seguinte.

Dentro de um único indivíduo, a maioria das células do corpo conterá uma cópia completa do genoma que o indivíduo herdou dos seus pais.

Apenas um pequeno número de tipos de células especializadas (por exemplo, eritrócitos maduros, células T e B maduras do sistema imunitário, espermatozóides e óvulos) elimina uma porção de ADN herdado para facilitar a capacidade da célula de desempenhar uma função especializada. Além destes tipos de células especializadas, a maioria das células dentro do corpo de um indivíduo tornam-se (ou diferenciam-se em) um tipo particular de célula (por exemplo, uma célula muscular, nervosa ou cutânea, etc...) ou tornam-se parte de um tecido ou órgão maior, com base no padrão de genes que estão "ligados" ou "desligados" dentro de cada célula.

O processo de ligar um gene é referido como "expressão genética" e a maioria das formas de **expressão genética** levam à produção de uma proteína ou conjunto de proteínas relacionadas. Assim, uma célula bem diferenciada como um osteoblasto, não se torna um osteoblasto devido à presença de códigos de ADN únicos encontrados apenas são células osteoblasto ou devido à perda de informação genética não relacionada com o osteoblasto. Um osteoblasto torna-se um osteoblasto devido à expressão dos genes e proteínas relacionadas (ou moléculas reguladoras) dentro da célula combinada com a influência de quaisquer factores ambientais que possam alterar este(s) padrão(s) de expressão.

As características visíveis ou mensuráveis de um indivíduo são o seu **fenótipo.**

Um fenótipo é determinado com base na combinação de:

(1)   a informação genética herdada ser expressa por células dentro do indivíduo (por exemplo, o genótipo do indivíduo)

(2)   o ambiente em que as proteínas (ou moléculas reguladoras) estão a ser expressas

(3)   quaisquer interacções genótipo-ambiente que possam influenciar a expressão ou função das proteínas (ou moléculas reguladoras).

Em contraste, uma **característica** é um aspecto particular ou característica do fenótipo geral.

Uma característica herdada é aquela que tem a capacidade de ser transferida de uma geração para a geração seguinte.

Uma **síndrome** é uma combinação de traços que ocorrem juntos num padrão não aleatório que é diferente do padrão habitual (Hartsfield & Bixler, 2011)

Quando a informação num único locus genético é essencialmente responsável pelo desenvolvimento de uma característica ou síndrome, diz-se que esta característica ou síndrome é **monogénica.**

FAMÍLIAS DE GENES DE DESENVOLVIMENTO

1) Genes de segmentação

2) Genes da caixa de Paired-box (PAX)

3) Genes dos dedos de zinco

4) Genes de transdução de sinal ("Signalling")

5) Genes Homeobox (HOX)

GENES DE SEGMENTAÇÃO

Os corpos de insectos consistem em séries de segmentos de corpo repetidos que se diferenciam em estruturas particulares de acordo com a sua posição. Três grupos principais de segmentação que determinam os genes foram classificados com base nos seus fenótipos mutantes.

(A) Mutações de lacunas - eliminar grupos de segmentos adjacentes

(B) Mutantes de pares de regras - eliminar segmentos alternativos

(C) Mutantes da polaridade do segmento - fazem com que partes de cada segmento sejam

apagado e duplicado do lado errado.

(i) Porco-espinho (Vertebrados)

- ■ Porco Espinho Sónico

- ■ Porco-espinho do deserto

- ■ Porco-espinho indiano

(ii) Sem vento

Os morfogéneos porcos-espinho estão envolvidos no controlo da assimetria esquerda-direita, na determinação da polaridade no sistema nervoso central, somites e membros, e tanto na organogénese como na formação do esqueleto.

Nos seres humanos, o ouriço sónico (SHH) desempenha um papel importante no desenvolvimento do tubo neural ventral, com mutações que resultam em mutações graves e frequentemente letais

malformação conhecida como holoprosencefalia onde as feições faciais mostram os olhos juntos e existe uma fenda na linha média do lábio devido ao fracasso do desenvolvimento normal da prolabia.

GENES DA PAIRED-BOX (PAX)

A família genética dos mamíferos *Pax consiste* em nove membros que podem ser organizados em grupos com base na semelhança de sequências, características estruturais, e organização genómica. Os quatro grupos incluem

A) Pax1 e Pax9

B) Pax2, Pax5, e Pax8

C) Pax3 e Pax7 e

Pax4 e Pax6

GENES DE DEDOS DE ZINCO

O termo dedo de zinco refere-se a uma projecção em forma de laço em forma de dedo que é formada por uma série de quatro aminoácidos que formam um complexo com um ião de zinco. Os genes, que contêm um motivo de dedo de zinco, actuam como factores de transcrição através da ligação do dedo de zinco ao ADN.

GENES DE TRANSDUÇÃO DE SINAL

A transdução de sinal é o processo pelo qual factores de crescimento extracelular regulam a divisão e diferenciação celular através de um caminho complexo de etapas intermédias geneticamente determinadas. As mutações em muitos dos genes envolvidos na transdução de sinal podem causar anomalias de desenvolvimento. Os receptores de factores de crescimento fibroblastos (FGFRs) pertencem à categoria dos genes de transdução de sinal.

GENES HOMEOBOX (HOX) E A SUA IMPORTÂNCIA

Desde a sua descoberta em 1983, os genes da homeobox foram originalmente descritos como um motivo de ADN conservado de hélice - hélice de rotação de cerca de 180 pares de bases, o que se acredita ser característico dos genes envolvidos no controlo e desenvolvimento de padrões espaciais. O domínio proteico codificado pela homeobox, o homeodomínio, tem assim cerca de 60 aminoácidos. As proteínas da homeobox contendo, ou que são conhecidas como genes HOX, são portanto importantes factores de transcrição que especificam o destino celular e estabelecem um eixo regional anterior/posterior.

Os primeiros genes encontrados a codificar as proteínas homeodomaína foram genes de controlo do desenvolvimento de Drosophila, em particular genes homóticos, dos quais o nome "homeo "box foi derivado. Contudo, muitos genes homeobox não são genes homeoticos; a homeobox é um motivo de sequência, enquanto que "homeotic" é uma descrição funcional para genes que causam transformações homeoticas.

Quatro grupos de genes homeobox (HOXA, HOXB, HOXC, e HOXD) que compreendem um total de 39 genes foram identificados em humanos. Cada aglomerado contém uma série de genes intimamente ligados. Em cada aglomerado HOX existe uma correlação linear directa entre a posição do gene e a sua expressão temporal e espacial. Estas observações indicam que estes genes desempenham um papel crucial na morfogénese precoce. Os genes HOX de menor número são expressos mais cedo no desenvolvimento e mais anterior e proximamente do que os genes de maior número.

Os 39 genes humanos HOX estão organizados em quatro grupos em quatro cromossomas. São derivados de um único aglomerado ancestral do qual o único complexo HOM-C em Drosophila é também derivado.

HOX Cluster	Number of genes	Chromosome location
HOXA (=HOX1)	11 (1-7, 9-11, 13)	7p
HOXB (=HOX2)	10 (1-9, 13)	17q
HOXC (=HOX3)	9 (4-6, 8-13)	12q
HOXD (=HOX4)	9 (1, 3, 4, 8-13)	2q

Tabela 1 - mostrando a localização de grupos de genes de homebox nos cromossomas

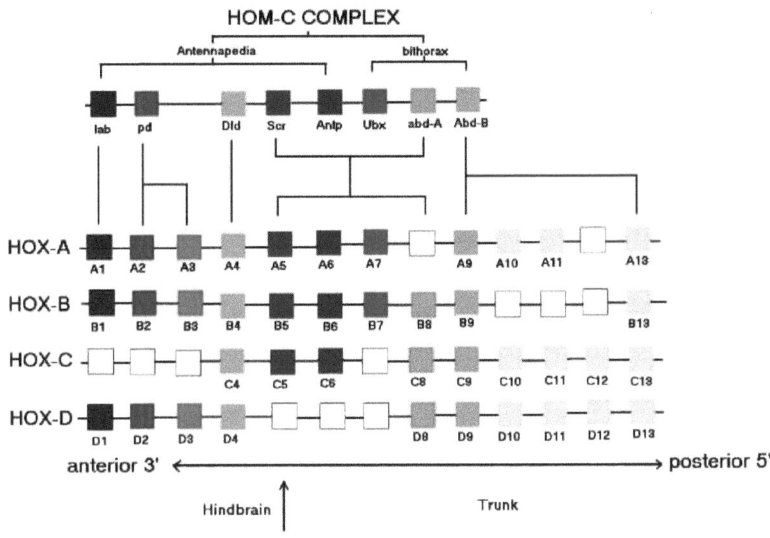

Figura - 3 Grupos de genes Homeobox em humanos

Antennapedia = labial, proboscipedia, Deformed, Pentes sexuais reduzidos, Antennapedia

Bithorax = Ultrabithorax, abdominalA, AbdominalB

A duplicação de aglomerados durante a evolução levou ao conceito de grupos paralógicos de genes HOX. Assim, grupos de até quatro genes derivados de um gene ancestral comum no cluster primitivo podem ser identificados com base na homologia da sequência. Os parálogos podem exibir domínios de expersão semelhantes ao longo do eixo antero-posterior do embrião, conduzindo ao conceito de redundância funcional entre genes.

HOMEODOMAIN

O homeodomínio é um domínio que liga o ADN, e muitos genes homeobox têm agora demonstrado ligar-se ao ADN e regular a transcrição de outros genes. Assim, as proteínas do homeodomínio são basicamente factores de transcrição, a maioria dos quais desempenham um papel no desenvolvimento. O homeodomínio é um motivo estrutural comum de ligação ao ADN encontrado em muitas proteínas reguladoras eucarióticas. As proteínas do homeodomínio estão envolvidas no controlo transcripcional de muitos genes importantes para o desenvolvimento, e 143 loci humanos foram ligados a várias doenças genéticas e genómicas.

FACTORES DE CRESCIMENTO

Os factores de crescimento constituem uma classe importante de moléculas de sinalização. Os efeitos dos factores de crescimento são sempre mediados através da ligação do factor a receptores de superfície celular específicos. Durante o desenvolvimento embrionário, muitos factores de crescimento têm demonstrado actuar como sinais entre camadas de tecidos e também actuam como sinais durante a organogénese. Um mecanismo pelo qual os factores de crescimento regulam o desenvolvimento é através da estimulação dos genes da homeobox.

<u>Famílias de factores de crescimento</u>

1) Factor de crescimento transformador - beta (TGF-в)

    a) TGF-в 1-5

    b) Proteína morfogenética óssea (BMP) 2-8

    c) Factor de Crescimento e Diferenciação (GDF) 1-7

2) Factor de crescimento epidérmico (EGF)

    a) EGF

    b) TGF-a

    c) Amphiregulin

    d) HB-EGF

3) Factor de crescimento Fibroblastos (FGF)

FGF 1-8

4) Factor de crescimento semelhante à insulina (IGF)

IGF 1-2

5) Factor de crescimento derivado de plaquetas (PDGF)

PGDF A, B

6) Neurotrofinas

    a) Factor de crescimento nervoso (NGF)

    b) Factor neutrotrófico derivado do cérebro (BDNF)

    c) Neurotrofina (NT) 3-4

MUTAÇÃO

Uma mutação é definida como uma alteração ou alteração hereditária no material genético. Uma mutação que surge numa célula somática não pode ser transmitida aos descendentes, enquanto que se ocorrer em tecido gonadal ou num gameta, pode ser transmitida às gerações futuras.

TIPOS DE MUTAÇÕES

As mutações ocorrem de duas formas:

1) Mutações pontuais - envolvem uma mudança na base presente em qualquer posição de um gene

2) Mutações grosseiras - envolvem alterações de extensões mais longas da sequência de ADN.

A localização da mutação dentro de um gene é importante. Apenas as mutações que ocorrem dentro da região codificadora são susceptíveis de afectar a proteína. As mutações em regiões não codificantes ou intergénicas não têm normalmente efeito.

<u>Mutações pontuais</u>

A)   Mutações de Missense

B)   Mutações disparatadas

C)   Mutações de mudança de moldura

D)   Mutações silenciosas

<u>Mutações brutas</u>

A)   Eliminações

B)   Inserções

C)   Rearranjos

MUTAÇÕES PONTUAIS

<u>Mutações de Missense</u>

Estas mutações pontuais envolvem a alteração de uma única base que altera um códon de tal forma que o aminoácido codificado é alterado. Tais mutações ocorrem normalmente numa das duas primeiras bases de um códão. A redundância do código genético significa que a mutação da terceira base é susceptível de causar uma alteração no aminoácido. O efeito de uma mutação de sentido errado no organismo varia. A maioria das proteínas tolera alguma alteração na sua sequência de aminoácidos. No entanto, alterações de aminoácidos em partes da proteína que são importantes para a estrutura ou função são mais susceptíveis de ter um efeito deletério e de produzir um fenótipo mutante.

<u>Mutações disparatadas</u>

Estas são mutações pontuais que transformam um códão por um aminoácido num códão de terminação. A mutação faz com que a tradução do RNA mensageiro termine prematuramente, resultando numa proteína encurtada que carece de parte da sua região carboxil-terminal. As mutações sem sentido têm geralmente um efeito sério na actividade da proteína codificada e produzem frequentemente um fenótipo mutante.

Mutações de mudança de moldura

Estas resultam da inserção de bases extra ou da eliminação de bases existentes da sequência de ADN de um gene. Se o número de bases inseridas ou apagadas não for múltiplo de três, o quadro de leitura será alterado e o ribossoma lerá um conjunto diferente de códones a jusante da mutação alterando substancialmente a sequência de aminoácidos da proteína codificada. As mutações de framehift têm geralmente um efeito sério na proteína codificada e estão associadas a fenótipos mutantes.

Mutações silenciosas

Podem ocorrer mutações na terceira base de um códão e, devido à degenerescência do código genético, o aminoácido não será alterado. As mutações silenciosas não têm efeito sobre a proteína codificada e não resultam num fenótipo mutante. Tendem a acumular-se no ADN dos organismos onde são conhecidos como polimorfismos. Contribuem para a variabilidade na sequência de ADN dos indivíduos de uma espécie.

MUTAÇÕES BRUTAS

Eliminações

Estes envolvem a perda de uma parte da sequência de ADN. A quantidade perdida varia muito. As eliminações podem ser tão pequenas como uma única base ou muito maiores em alguns casos, correspondendo a toda a sequência genética.

Inserções

Neste caso, a mutação ocorre como resultado da inserção de bases extra, geralmente de outra parte de um cromossoma.

Rearranjos

Estas mutações envolvem segmentos de sequência de ADN dentro ou fora de uma posição de troca de genes uns com os outros. Um exemplo simples são as mutações de inversão em que uma parte da sequência de ADN é excisada e depois reintroduzida na mesma posição, mas na orientação oposta.

Mutações grosseiras, porque envolvem grandes alterações nas sequências genéticas, têm invariavelmente um efeito grave na proteína codificada e estão frequentemente associadas a um fenótipo mutante.

EFEITOS FUNCIONAIS DAS MUTAÇÕES SOBRE A PROTEÍNA

As mutações exercem o seu efeito fenotípico de uma de duas formas, seja através da perda ou do ganho de função.

<u>Mutações com perda de função</u>

A mutação por perda de função pode resultar numa actividade reduzida ou na perda completa do produto genético. A primeira pode ser o resultado de uma actividade reduzida ou de uma estabilidade reduzida do produto genético e é conhecida como um hipomorfo, sendo a segunda conhecida como um alelo nulo ou amorfo. As mutações por perda de função no estado heterozigoto estariam, na pior das hipóteses, associadas a níveis meio normais do produto proteico.

<u>Haploinsuficiência</u>

Mutações com perda de função no estado heterozigótico em que níveis meio normais do produto genético resultam em efeitos fenotípicos são denominadas mutações haploinsuficientes. Há um número de perturbações autossómicas dominantes onde a base mutacional da anomalia funcional é o resultado da haploinsuficiência, em que, as mutações homozigotas resultam em efeitos fenotípicos mais graves.

<u>Mutações de ganho de função</u>

As mutações de ganho de função, como o nome sugere, resultam ou num aumento dos níveis de expressão genética ou no desenvolvimento de uma nova função(ões) do produto genético. As mutações que alteram o momento ou a especificidade do tecido da expressão de um gene também podem ser consideradas como mutações de ganho de função. As mutações de ganho de função são predominantemente herdadas e os raros casos de mutações de ganho de função que ocorrem no estado homozigoto estão associados a um fenótipo muito mais severo, que é frequentemente uma desordem pré-natal.

RASTREAMENTO DE MUTAÇÕES E ABORDAGENS MOLECULARES

Com os notáveis avanços na tecnologia genética molecular nos últimos anos, as técnicas de mapeamento genético estão agora a fornecer abordagens poderosas para a localização de genes associados a várias doenças e distúrbios.

A clonagem funcional utiliza a sequência proteica e, por conseguinte, a putativa sequência de ADN correspondente para clonar o gene relevante, ou extraindo o RNA do mensageiro (mRNA) do tecido para produzir um ADN complementar (cDNA). Este cDNA corresponde à sequência de ADN das regiões codificadoras (exons) de um gene.

A clonagem posicional, também conhecida como genética inversa, é utilizada para identificar a localização do gene mutante num determinado cromossoma em virtude da sua co segregação com marcadores de ADN polimórficos. A primeira geração destes marcadores foi designada por polimorfismos de comprimento de fragmento de restrição (RFLPs).

<u>POLIMORFISMO DE COMPROMISSO DE RESTRIÇÃO (RFLPs)</u>

A variação na sequência nucleotídica do genoma humano é comum, ocorrendo aproximadamente uma vez a cada 200bpb. Os RFLPs surgem como resultado de pequenas alterações na sequência de ADN em pares de cromossomas. O ADN, geralmente obtido de leucócitos do sangue periférico, é digerido com uma enzima de restrição, que reconhece sequências particulares de ADN e cortes num determinado ponto da sequência. Os fragmentos de ADN resultantes são então separados num gel de agarose onde a distância que migram depende do seu tamanho, fragmentos mais curtos migrando mais do que fragmentos maiores durante um determinado período de tempo. O ADN é então transferido do gel para uma membrana de nylon (Southern blotting) onde pode ser sondado por marcadores. Os marcadores são fragmentos de ADN que foram mapeados para partes de cromossomas. Devido à variação dos locais de corte, numa situação ideal, a sonda ligar-se-á a dois fragmentos de ADN de tamanho diferente. A sonda é etiquetada utilizando um radioisótopo e aparece como uma ou mais bandas num autorradiógrafo.

As diferentes bandas são referidas como alelos, e ao seguir a segregação destes alelos com a doença, a posição do gene é estabelecida. A limitação dos RFLPs é que os indivíduos são frequentemente homozigotos num determinado marcador, ou seja, têm dois alelos do mesmo tamanho. Para estabelecer a ligação (a posição do gene da doença em relação aos RFLPs) os indivíduos afectados precisam de ser heterozigotos, ou seja, ter dois alelos de tamanhos diferentes. A análise da ligação depende de ter um número suficiente de meias, quer num ou mais pedigrees grandes, quer em vários pedigrees mais pequenos. É difícil estabelecer uma ligação sem um número de pedigrees de três gerações (ou mais). A ligação também depende do facto de que, na meiose, os eventos de recombinação ocorrem nos cromossomas. Assim, alguns indivíduos herdarão cópias exactas dos cromossomas dos seus pais, enquanto outros herdarão cromossomas que representam rearranjos dos cromossomas originais. Estes eventos de recombinação são a chave para o mapeamento de um gene.

POLIMORFISMOS HIPERVARIÁVEIS EM TANDEM DE REPETIÇÃO DE ADN

As diferentes classes de sequências de ADN tandemamente repetidas no genoma humano têm sido clinicamente úteis no rastreio de mutações.

VARIÁVEIS NÚMEROS TANDEM REPETIDOS (VNTRs)

Mais recentemente, uma nova geração de marcadores polimórficos tem sido utilizada. Estes marcadores de número variável de repetição tandem (VNTR) dependem de variações no número de sequências de repetição em regiões não codificadas de cromossomas. Os VNTRs podem ser repetições de dinucleótidos (repetições de duas bases de ADN, geralmente citosina e adenina) ou repetições de tri-, tetra-, ou penta-nucleótidos. Os VNTRs têm uma vantagem sobre os RFLPs na medida em que o número de repetições é (em teoria) infinitamente variável e estes marcadores são mais susceptíveis de serem heterozigóticos. Os VNTRs obviam à necessidade de manchas do Sul. São identificados usando a reacção em cadeia da polimerase (PCR), que usa sequências de primers flanqueando o segmento variável para amplificar o ADN usando um termociclador. O resultado amplificado

Os fragmentos de ADN são então separados por electroforese num gel de poliacrilamida e revelados por autoradiografia. Estão agora disponíveis outros sistemas de detecção para além dos sistemas radioactivos e alguns destes processos podem ser automatizados.

A co-regregação de uma doença com um ou mais marcadores de ADN pode ser confirmada por análise estatística. As medidas de co-regregação são a pontuação LOD (logaritmo das probabilidades de ligação em oposição à ausência de ligação) com um valor de três sendo considerado significativo, o que indica uma probabilidade mil vezes maior de ligação. A outra medida é a fracção de recombinação, que é uma indicação da distância entre o marcador e o gene. Com uma pontuação LOD elevada e uma fracção de recombinação baixa, o investigador pode estar bastante seguro de que o gene responsável pela doença foi localizado.

A fase seguinte é clonar o gene e estão disponíveis numerosas técnicas para o conseguir. Se a doença tiver sido localizada numa pequena área de um cromossoma, a estratégia actual seria utilizar os marcadores de ambos os lados da doença (marcadores de flanco) para sondar uma biblioteca de cromossomas artificiais de levedura (YAC) e esta, por sua vez, pode ser utilizada para rastrear outras bibliotecas contendo fragmentos menores de ADN, tais como bibliotecas cosmidais.

Os YAC típicos são consideravelmente maiores do que os cosmidos, pelo que esta abordagem permite que a secção relevante do ADN seja analisada numa escala menor. Outras técnicas que podem ser utilizadas incluem a identificação das partes codificadoras no início dos genes (ilhas CpG) e a armadilhagem exon. Uma vez isolado o gene, este pode então ser sequenciado e as regiões codificadoras (exons) e não codificadoras (introns) identificadas. A seguir, as mutações nos indivíduos afectados podem ser identificadas utilizando técnicas como os polimorfismos de cadeia única (SSCP) ou a sequenciação directa.

2. Padrões de Herança

Uma razão importante para estudar o padrão de herança das desordens no seio das famílias é permitir aconselhar os membros de uma família sobre a probabilidade de a desenvolverem ou de a transmitirem aos seus filhos.

Diz-se que uma característica ou desordem determinada por um gene num autossoma mostra uma herança autossómica, enquanto que uma característica ou desordem determinada por um gene num dos cromossomas sexuais mostra uma herança ligada ao sexo.

1) Herança autossomal
- Autossomal dominante
- Autossomal recessivo

2) Herança vinculada ao sexo
- Dominante ligado ao X
- recessivo ligado ao X
- Herança ligada ao Y

Se o locus genético estiver localizado num dos 22 pares de cromossomas autossómicos (cromossomas que não os cromossomas sexuais X ou Y), e apenas uma cópia de um alelo genético específico no par autossómico for suficiente para levar à produção do traço ou síndrome, então o indivíduo é tipicamente heterozigoto para esse alelo e o efeito sobre o padrão de herança do traço ou síndrome é **autossómico dominante.**

Se a produção do traço ou síndrome não ocorre quando apenas uma cópia de um determinado alelo está presente no locus de um conjunto de autossomas emparelhados, mas ocorre quando duas cópias desse alelo em particular estão presentes no locus de um conjunto de autossomas emparelhados, então o padrão de herança do traço ou síndrome é **autossómico recessivo.** Nesta situação, diz-se que os alelos **"recessivos"** são homozigotos.(Mossey, 1999a)[1]

Este pode ser o caso tendo um antepassado comum (consanguinidade) em que se presume que os alelos são idênticos, ou pela combinação aleatória de alelos que embora possam não ser de sequência de ADN idêntica, ainda são operacionalmente recessivos. As seguintes são características da **herança autossómica dominante:**

a.   o traço ou síndrome ocorre em gerações sucessivas;

b.   quando um indivíduo tem o alelo genético que resulta no traço ou síndrome, cada filho seu tem 50% de hipóteses de herdar esse alelo genético;

c.   homens e mulheres são igualmente susceptíveis de ter o traço ou síndrome; e

d.   pais que não têm o traço ou síndrome têm descendência que não têm

  o traço ou síndrome (ver figura 4).

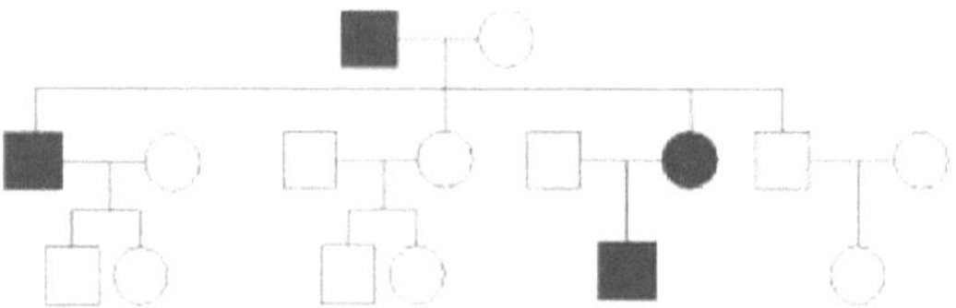

Figura 4- herança autossómica dominante

No entanto, há notáveis ressalvas a estas características. Só porque um indivíduo tem o alelo genético "dominante" que normalmente levaria ao desenvolvimento de alguma característica ou **síndrome** particular, **tal como a** má oclusão de Classe III, **síndrome de Treacher Collins** ou **síndrome de Crouzon** (uma condição comum de craniossinostose),

o aparecimento do traço ou síndrome pode "saltar uma geração" no que é chamado de **nãopenetrance** no indivíduo, ou penetrar incompletamente num grupo de indivíduos que têm o genótipo mas não manifestam o traço ou síndrome. Além disso, os traços e síndromes com herança autossómica dominante têm tipicamente **graus variáveis de severidade** em indivíduos que mostram qualquer evidência da condição, que é denominada **expressividade variável** do fenótipo. Assim, a análise do genoma/genótipo mesmo de traços ou síndromes com autossómio dominante pode não prever "precisamente" o fenótipo, mas pode certamente indicar muitas vezes que haverá um efeito importante no crescimento e desenvolvimento até certo ponto. A expressividade variável também pode aplicar-se ao efeito pleiotrópico de um determinado genótipo: isto é, a expressão de um gene resultando em traços aparentemente díspares num indivíduo. Assim, mesmo as características dominantes que se diz serem devidas a uma mudança num único gene podem ser influenciadas pelas proteínas de outros genes e factores ambientais (ver figura 5).

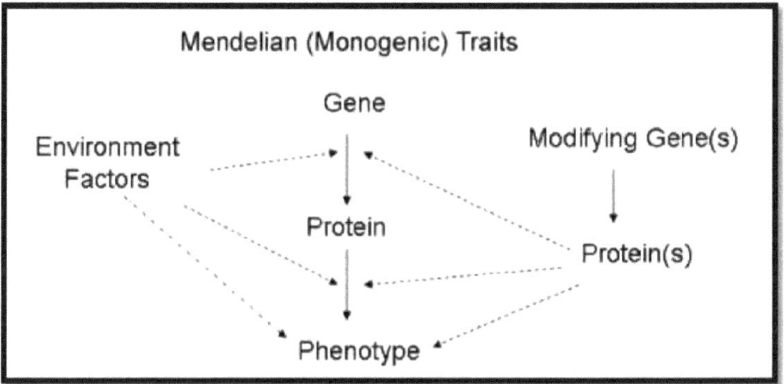

Figura 5 - Interacção de factores genéticos e ambientais sobre um dominante monogénico

Em **herança autossómica recessiva,** a transmissão do pedigree é tipicamente horizontal (presente apenas em irmãos, ver figura 6). Os pais de uma criança com uma característica ou síndrome que tem um modo de herança autossómico recessivo são tipicamente heterozigotos ("portadores"). Os pais heterozigotos teriam então 25% de cada filho seu com o traço ou síndrome autossómico recessivo.

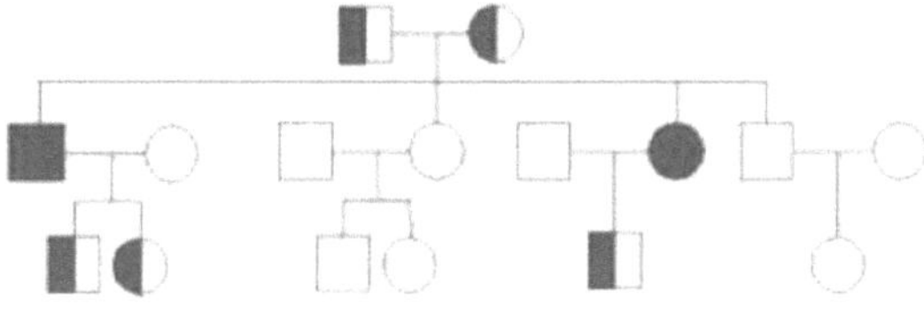

Figura 6 - herança autossómica recessiva

Recessivo ligado ao X - O caso especial dos genes transportados nos cromossómeros X produz ainda diferentes pedigrees. Uma vez que a transmissão entre machos é impossível e uma vez que as fêmeas não expressam a doença quando transportam apenas uma cópia do gene da doença (uma vez que é modificado pelo cromossoma X homólogo), o pedigree habitual consiste num macho afectado com pais e filhos clinicamente normais, mas com irmãos afectados, tios maternos, e outros parentes maternos masculinos (Figura 7). Este modo de herança é descrito como recessivo ligado ao X.

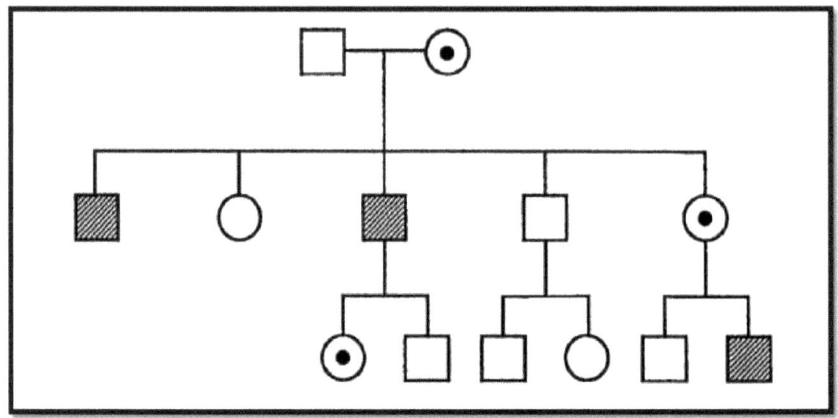

Figura 7 - X- Ressiva ligada

Para traços ligados ao X, genes recessivos no único cromossoma X masculino expressam-se fenotípicamente como se fossem genes dominantes, porque um macho normalmente só tem um cromossoma X (hemizigótico). Neste caso, os machos com o genótipo são afectados no pedigree, embora em alguns casos as fêmeas também possam ser afectadas. As fêmeas que são heterozigotas pelo gene associado ao fenótipo recessivo ligado ao X podem mostrar alguma expressão do fenótipo. Isto porque a maioria dos genes de um dos cromossomas X em cada célula de uma fêmea serão normalmente inactivados por um processo chamado **lyonização (ou inactivação do cromossoma X).** No início do desenvolvimento fetal (aproximadamente na fase da mórula de 16 células), cada célula do feto feminino em desenvolvimento inactiva quase todos os genes de um dos seus dois cromossomas X, e todas as células que se desenvolvem a partir dessa célula mostrarão a inactivação do mesmo cromossoma X. Dependendo da proporção de células com o cromossoma X que tem o gene recessivo contra o cromossoma X que não tem o gene recessivo, a fêmea pode mostrar alguma manifestação variável da condição.

A maioria das características não adere aos padrões de herança mendeliana. Estes traços são referidos como doenças e traços complexos ou comuns, e reflectem a sua complexa interacção entre genes de mais do que um locus e factores ambientais. As características poligénicas inferem o efeito de múltiplos genes sobre o fenótipo, mas podem também ser afectadas por factores ambientais (ver figura 8). A distinção entre traços poligénicos e traços multifactoriais (ambos são traços influenciados por factores ambientais e factores genéticos múltiplos) foi feita para alguns traços multifactoriais que são discretos (dicotómicos) e que ocorrem num indivíduo uma vez atingido um limiar de desenvolvimento de factores genéticos e ambientais para produzir o fenótipo.

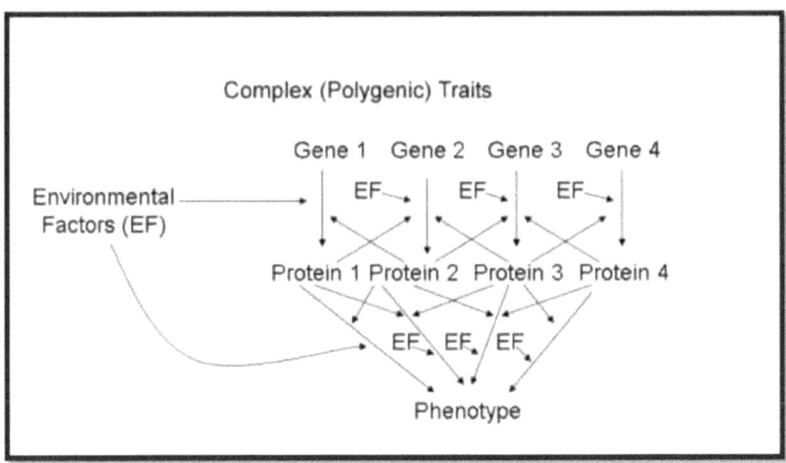

Figura 8- interacção de factores genéticos e ambientais sobre um traço complexo

Epigenética é o estudo das alterações adquiridas e hereditárias na função genética que ocorrem sem uma alteração na sequência de ADN. Os factores ambientais podem influenciar mecanismos epigenéticos como a modificação do ADN (ou seja, metilação), modificação do histone (por exemplo, metilação da lisina e arginina, acetilação, ubiquitinação, fosforilação, sumoilação, ribossilação ADP, desaminação e isomerização da prolina), e silenciamento pós transcrição por interferência do RNA (microRNA, miRNA). Todos estes processos podem resultar na activação e inactivação de genes.

Os mecanismos epigenéticos podem mediar o efeito do ambiente (por exemplo, factores alimentares, hormonais e respiratórios) no genoma humano, controlando a actividade transcripcional de genes específicos, em pontos específicos no tempo, em órgãos específicos. A maloclusão é uma característica que pode ser grandemente influenciada por factores ambientais. Corrucini sugeriu que o rápido aumento da maloclusão nos povos indígenas australianos foi produzido por factores alimentares concomitantes com a industrialização, e enfatizou a importância das influências ambientais na variação oclusal e a variabilidade dos determinantes genéticos aparentes com respeito ao ambiente ou população em que são medidos (Corruccini 1984)[33.] Da mesma forma, Kawala et al. após estudarem a concordância da maloclusão em gémeos mostraram que a distribuição das maloclusões dentro do par dependia do sexo dos indivíduos, e apoiaram o impacto dos factores ambientais.

Na consideração dos efeitos ambientais sobre o desenvolvimento da maloclusão, não se deve esquecer que o próprio genoma pode influenciar a resposta a factores ambientais. Isto é sustentado pelas diferenças na forma dos côndilos mandibulares serem "ligeiramente maiores" entre quatro diferentes estirpes de ratos consanguíneos com uma dieta dura do que com uma dieta suave durante seis semanas. Quando o ambiente mudou o suficiente, a resposta foi diferente entre animais com genótipos diferentes que não eram diferentes antes da mudança ambiental. Os irmãos podem frequentemente ter más oclusões semelhantes não só devido a factores genéticos ou ambientais comuns, mas também devido aos seus factores genéticos comuns que afectam a forma como respondem aos factores ambientais comuns (King et al. 1993)[51] . Contudo, nenhum destes estudos sobre o efeito dos factores ambientais foi centrado em modificações epigenéticas como resultado de factores ambientais que influenciam a maloclusão. Como a exploração da epigenética continua ao longo da biologia e medicina, pode também ser uma área interessante a explorar no crescimento facial. Há muito que tem sido apreciado que muitas características normais, tais como altura, inteligência e peso à nascença, têm uma componente genética significativa, tal como uma série de doenças comuns, tais como diabetes mellitus, esquizofrenia, hipertensão, e fissura labial e palatina. No entanto, o padrão de herança destas características não segue os modos simples que acabamos de descrever. A análise matemática de muitos deles levou à conclusão de que seguem as regras da herança poligénica, ou seja, são determinados por uma constelação de vários genes, alguns derivados de cada progenitor. A determinação da hereditariedade para caracteres poligénicos ou multifactoriais é difícil, pois uma característica de variação contínua é que diferentes indivíduos podem ocupar a mesma posição na escala contínua por diferentes razões.

Usando o comprimento mandibular como exemplo, a micrognatia pode ocorrer em doenças cromossómicas, tais como a Síndrome de Turner, em doenças monogénicas tais como a Síndrome de Treacher Collins ou a Síndrome de Sticklers, ou devido a um problema ambiental intra-uterino, tal como a síndrome do álcool fetal.

Combinado com isto, o conceito de heterogeneidade etiológica abrange o princípio do mesmo defeito genético produzindo diferentes anomalias fenotípicas, e as síndromes podem ser devidas à actividade genética defeituosa em diferentes células. Inversamente, diferentes defeitos genéticos ou combinações de genes defeituosos podem produzir uma anomalia fenotípica semelhante.

A letalidade genética ou aptidão reprodutiva reduzida também pode complicar o quadro de diagnóstico e a impressão genómica pode resultar num defeito genético 'saltando' uma geração. Estas complexidades servem para dificultar o progresso na compreensão de perturbações poligénicas ou multifactoriais, tais como fissuras orofaciais. [1]

Ao contrário da herança de um único gene, autossómico ou ligado ao sexo, o padrão de pedigree não permite um diagnóstico de herança multifactorial.

Em características multifactoriais, a característica é determinada pela interacção de vários genes em diferentes loci, cada um com um efeito pequeno, mas aditivo, juntamente com factores ambientais (isto é, os genes estão a tornar o indivíduo indevidamente susceptível aos agentes ambientais). Muitas malformações congénitas e doenças comuns da vida adulta são herdadas como traços multifactoriais e estes são categorizados como

- contínuo
- descontínuo.

Traços descontínuos multifactoriais - descreve traços determinados por múltiplos loci genéticos que estão presentes ou ausentes, dependendo do número ou natureza dos factores genéticos, e/ou ambientais que actuam.

Quando presentes, estes traços podem variar continuamente. A explicação aceite da variação descontínua multifactorial assenta no pressuposto de que existe uma escala subjacente de variação contínua da responsabilidade para desenvolver a condição resultante de uma combinação de todas as influências genéticas e ambientais envolvidas. A condição só está presente quando a responsabilidade ultrapassa um valor limiar crítico, e quanto maior for o nível de responsabilidade para além do limiar, mais grave será a doença.

Mais de 20 traços multifactoriais descontínuos foram descritos nos seres humanos. A fissura labial e palatina é uma malformação congénita herdada como um traço multifactorial. Na forma mais suave, o lábio é unilateralmente fendido, enquanto na forma mais severa o lábio é bilateralmente fendido e a fenda palatina é completa. Os pais de um lábio leporino e de uma sonda palatina fendida não são frequentemente afectados, e pode não haver historial familiar de lábio e palato fendidos, mas ao produzir uma criança afectada os pais são considerados como tendo alguns genes subactivos para a formação do lábio e palato.

Os pais devem ter genes normalmente activos suficientes para terem normalmente formado lábios e paladares. Só quando o equilíbrio excede um certo limiar é que a malformação ocorrerá, e quanto mais o limiar for ultrapassado, maior será a extensão da malformação. Para os pais (familiares de primeiro grau) de uma criança afectada, a curva de responsabilidade é deslocada para a direita, pelo que seria de esperar encontrar uma maior frequência desta malformação entre os pais e outros familiares de primeiro grau.[1]

Com cada grau adicional de relação, a curva de responsabilidade retrocede um passo em direcção à posição geral da população, com uma correspondente redução da incidência.[1]

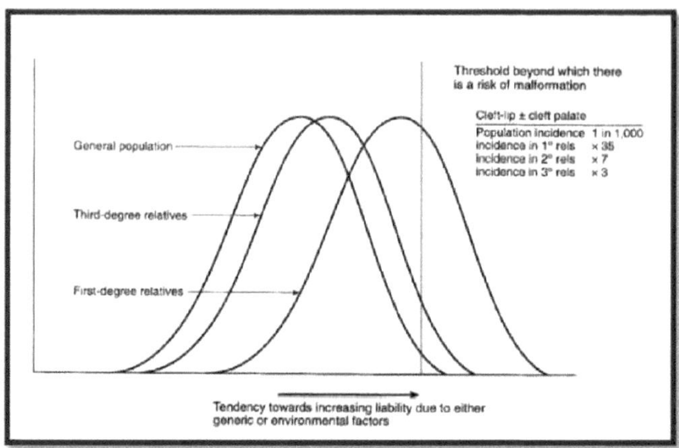

Figura 9 - Modelo de limiar multifactorial

Quanto mais grave for a malformação na criança afectada, mais a curva de responsabilidade dos pais é deslocada para a direita e maior é a incidência em parentes. Assim, 5% dos parentes de primeiro grau são afectados se a fenda for bilateral e completa, enquanto que apenas 2% são afectados se for unilateral e incompleta.

Alguns traços multifactoriais mostram uma relação sexual desigual. A incidência aumenta nos familiares dos machos afectados, mas aumenta ainda mais nos familiares das fêmeas afectadas.

Isto indica que para esta malformação o limiar feminino é mais elevado do que o limiar masculino. Os pais de uma mulher afectada revelam-se, portanto, com uma maior proporção de genes subactivos, uma curva de responsabilidade mais deslocada e, por conseguinte, correriam um maior risco de ter mais crianças afectadas ou mais severamente afectadas (especialmente se fossem homens).

Na análise de um traço descontínuo, é necessário primeiro mostrar que a incidência nos membros das famílias afectadas aumenta acima da incidência geral da população. Se a incidência não for aumentada, a condição é provavelmente não-nongenética. Se a incidência for aumentada, o padrão do pedigree é examinado em busca de provas de herança de um único gene. Se houver suspeita de herança multifactorial, são necessários estudos de concordância de gémeos e correlação familiar.[1]

Traços multifactoriais contínuos - Muitas características humanas normais são determinadas como traços multifactoriais contínuos. Estas características, por definição, têm uma distribuição continuamente graduada. Assim, para a altura há uma variação desde o muito alto até ao marcadamente baixo com a média de 1696·5 cm em homens ingleses. A maioria dos indivíduos está centrada em torno da média. Tal distribuição é característica de um traço multifactorial contínuo. É importante contextualizar a maloclusão a este respeito - a maloclusão deve ser considerada não como anormal ou como uma doença, mas como uma variação da oclusão num traço multifactorial contínuo.

Os ortodontistas podem tentar impor um limiar de acordo com a necessidade de tratamento ou complexidade do tratamento mecânico, mas isto é sobreposto a uma gama infinita de variação biológica.

Heterogeneidade etiológica - Tanto a variação contínua como a descontínua têm uma base multifactorial de modo a que pacientes diferentes não sejam necessariamente afectados pelas mesmas razões.

Assim, embora para a maioria dos doentes CL(P) não seja possível identificar uma causa única, a malformação pode ser encontrada em doenças cromossómicas, por exemplo, a síndrome de Wolf- Hirschhorn e trissomia 13 (síndrome de Patau), em doenças monogénicas como as síndromes de Van der Woude e pterígio poplíteo. Pode também estar associado a teratógenos ambientais, tais como o álcool, fumo de cigarro e drogas anticonvulsivantes. Além disso, há provas de interacção genótipo-ambiente em orofacial

fenda, com certos genes principais que conferem susceptibilidade a determinados agentes teratogénicos.

Utilização da sequência do genoma humano para o estudo da doença

Com a sequência completa do genoma humano em mãos, os cientistas estão agora preparados para fazer corresponder os fenótipos das doenças monogénicas aos seus genes correspondentes. Ao analisar pedigrees complexos, os geneticistas podem correlacionar alterações na sequência genética com estados de doença particulares. Afinal, uma vez identificada uma alteração associada à doença na sequência de ADN de um gene, é muito mais fácil determinar como a estrutura do produto genético correspondente (proteína) pode ser alterada de uma forma que altere a sua função biológica. A natureza das alterações associadas à doença na estrutura e função da proteína pode, por sua vez, aumentar a nossa capacidade de conceber medicamentos que visem efectiva e especificamente as proteínas mutantes

Estimativas recentes prevêem que o genoma humano inclui 25.000 genes codificadores de proteínas. Embora se estime que 1.822 dos genes codificadores de proteínas em humanos estejam associados a doenças monogénicas, as identidades de mais de 1.500 destes genes permanecem desconhecidas, em grande parte porque muitas destas doenças unogenéticas são raras e ocorrem em pequeno número de famílias. Referidas como doenças "órfãs", estas doenças relativamente pouco comuns recebem muito menos financiamento para investigação do que mais doenças comuns, que são frequentemente consideradas um melhor investimento por agências de financiamento e empresas biofarmacêuticas. No entanto, muitas das doenças comuns apresentam um padrão de herança mais complexo e estão associadas a mutações em múltiplos genes (por outras palavras, estas condições são poligénicas). Como resultado, os esforços de investigação começaram a mudar de um enfoque na doença monogénica para um enfoque na doença poligénica, que pode envolver interacções complexas entre genes e o ambiente que não são facilmente interpretadas.

Da doença monogénica à doença oligogénica: Genes modificadores

Nos últimos anos, várias doenças inicialmente caracterizadas como monogénicas demonstraram ser causadas ou modificadas por um gene ou genes adicionais. Estas doenças foram categorizadas como "oligogénicas" em vez de "poligénicas", porque envolvem apenas um número relativamente pequeno de genes. Por exemplo, a fibrose cística é tipicamente caracterizada como uma doença de um único gene associada a mutações recessivas no gene *CFTR*.

Contudo, estudos mais extensivos das mutações *CFTR* em populações maiores e mais diversificadas mostraram que as mutações em genes adicionais poderiam talvez modular a gravidade e o tipo de fenótipos relacionados com a doença.

Colectivamente, os estudos de doenças que começam com a descoberta de um único gene associado à doença podem fornecer uma oportunidade inestimável para expandir o nosso conhecimento de ligações oligogénicas mais complexas através da descoberta de genes causadores ou modificadores adicionais.

SEGREGAÇÃO E ANÁLISE DA LIGAÇÃO

A análise de segregação refere-se ao estudo da forma como uma desordem é transmitida nas famílias, a fim de estabelecer o modo de herança subjacente. É um método estatístico para determinar o modo de herança de um determinado fenótipo a partir de dados familiares, particularmente com o objectivo de elucidar os efeitos de um único gene ou os chamados genes principais. Com o aumento do poder informático, foram desenvolvidos modelos para detectar a contribuição de loci genéticos individuais que têm grandes efeitos num contexto de efeitos poligénicos e ambientais. Uma vez detectadas as provas dos genes principais, a análise da ligação fornece um meio de determinar onde se encontram os genes individuais dentro do genoma. Até recentemente, contudo, a aplicação destes métodos para clarificar a base genética das doenças dentárias tem sido limitada pelas dificuldades de obtenção de dados de grandes pedigrees familiares e também na identificação de loci marcadores polimórficos adequados.

PENETRÂNÇA - a frequência de expressão de um alelo quando está presente no genótipo do organismo (se 9/10 dos indivíduos portadores de um alelo expressam o traço, diz-se que o traço é 90% penetrante)

OU

Penetrance em <u>genética</u> é a proporção de indivíduos portadores de uma variante particular de um <u>gene (alelo</u> ou <u>genótipo)</u> que também expressa uma característica associada <u>(fenótipo).</u> Na <u>genética médica,</u> a penetração de uma mutação causadora de doença é a proporção de indivíduos com a mutação que exibem sintomas clínicos. Por exemplo, se uma <u>mutação</u> no gene responsável por uma doença <u>autossómica dominante</u> em particular tiver 95% de penetração, então 95% dos indivíduos com a mutação desenvolverão a doença, enquanto que 5% não o farão.

OU

A proporção de indivíduos com uma mutação causadora de uma doença específica que exibem sintomas clínicos dessa doença. Diz-se que uma doença, mais comumente herdada de forma autossómica dominante, mostra uma penetração completa se os sintomas clínicos estiverem presentes em todos os indivíduos que têm a mutação causadora da doença. Uma condição que mostra penetração completa é a neurofibromatose tipo 1 - todas as pessoas que têm uma mutação no gene mostrarão sintomas da doença. A penetração é de 100%.

Algumas condições são descritas como tendo uma penetração reduzida ou incompleta. Isto significa que os sintomas clínicos nem sempre estão presentes nos indivíduos que têm a doença - causando mutação.

Alelos altamente penetrantes, e sintomas altamente hereditários, são mais fáceis de demonstrar, porque se o alelo estiver presente, o fenótipo é geralmente expresso. Os conceitos genéticos mendelianos, tais como recessividade, dominância e co-dominância, são adições bastante simples a este princípio. Alelos que são altamente penetrantes são mais susceptíveis de serem notados por clínicos e geneticistas, e alelos para sintomas que são altamente hereditários são mais susceptíveis de serem inferidos de existir, e depois são mais facilmente rastreados.

3. Papel da célula de crista neural e dos genes da Homeobox

PAPEL DA CÉLULA DA CRISTA NEURAL

A crista neural é uma população celular altamente pluripotente que desempenha um papel crítico no desenvolvimento da cabeça do vertebrado. Ao contrário da maioria das partes do corpo, o mesênquima facial é derivado principalmente da crista neural e não da mesoderme da terceira camada germinal embrionária. As células da crista neural migram extensivamente através do embrião em quatro domínios sobrepostos (cefálico, tronco, sacro e cardíaco) e na cabeça em desenvolvimento a crista neural cefálica migra da região posterior do cérebro médio e do cérebro traseiro para o sistema do arco branquial. As células ectomesenquimais da crista neural que interagem com a população epitelial e mesodérmica presente no interior dos arcos, levando à formação de osso craniofacial, cartilagem e tecido conjuntivo.

GENES DE VERTEBRADOS HOX

No início dos anos 80, os biólogos começaram a procurar genes contendo a homeobox Drosophila em vertebrados, raciocinando que a natureza altamente conservada da homeobox entre genes homeoticos poderia ter sido preservada durante a evolução. Num levantamento evolutivo marcante, utilizando ADN de uma variedade de espécies, foi demonstrado que a homeobox não está confinada aos insectos, mas também se encontra em vertebrados.

A primeira homeobox vertebrada foi rapidamente clonada no sapo, Xenopus levis, e logo seguida pelo rato. O grau de semelhança de sequência com a homeobox Drosophila foi notável, confirmando que o controlo genético do desenvolvimento era mais universal do que anteriormente imaginado. Estes genes vertebrados são chamados **genes Hox**, e como mais foram clonados, tornou-se claro que durante o curso da evolução tinha ocorrido uma considerável duplicação do cluster ancestral original.

No rato e nos genomas humanos existem 39 genes Hox relacionados com genes homeoticos de Drosophila. Estes genes Hox estão dispostos em quatro grupos (em vez de um na mosca da fruta) em quatro cromossomas diferentes: Hox a-d em ratos e HOZ A-D no homem.

CÓDIGO VERTEBRATE HOX

A expressão dos genes Hox no embrião vertebrado pode ser vista ao longo do eixo dorsal com o SNC da região anterior do cérebro traseiro ao longo de todo o comprimento da medula espinal. Os padrões destes genes mostram uma restrição espacial muito precisa. Cada gene Hox é expresso no domínio e sobreposição ao longo do eixo anterior-posterior do embrião, mas cada gene tem um limite de expressão segmentar característico no seu limite anterior.

Na cabeça em desenvolvimento, estes limites de expressão do gene Hox, espacialmente restritos, correspondem aos limites dos rhombomeres em intervalos de dois segmentos. À medida que a crista neural migra dos rhombomeres para arcos ramificados específicos, mantém a combinação particular ou código da expressão dos genes Hox que é característica dos rhombomeres dos quais se originou. Assim, a crista neural de cada nível axial transmite um código Hox combinatório único.

Deve-se notar que a crista neural destinada ao primeiro arco braquial, a partir do qual se desenvolve o processo maxilar e mandibular, não exprime genes Hox relacionados com a homeobox homeota.

São subfamílias de genes homebox, mais divergentes dos genes ancestrais Hox, que se expressam em padrões espacialmente restritos dentro do primeiro arco braquial.

REMENDANDO A REGIÃO RAMAL DA CABEÇA

Fundamental para o desenvolvimento do complexo craniofacial é o sistema nervoso central (SNC). O SNC surge a partir da placa neural, uma folha homogénea de células epiteliais que forma a superfície dorsal do embrião em fase de gástrula.

medida que a placa neural se enrola ao longo do seu eixo AP para formar o tubo neural, as divisões anteriores ampliadas da extremidade em três vesículas. Estas vesículas são as primordiais do cérebro anterior em desenvolvimento (prosencéfalo), cérebro médio (mesencéfalo), e cérebro traseiro (rombencéfalo).

É a crista neural derivada do rombencéfalo que dará origem à maior parte do mesênquima do arco braquial. A migração destas populações das células da crista neural das regiões da rhombecefalon resulta numa deslocação ventral para dentro dos arcos braquiais. O desenvolvimento das regiões do cérebro médio e inferior do complexo craniofacial está intimamente associado a estas regiões branquiais. É evidente, portanto, que a crista neural derivada do cérebro traseiro é essencial para a formação normal da face e pescoço.

O próprio cérebro traseiro é conhecido por ser uma estrutura de segmento composta por oito subunidades chamadas rhombomeres. Os rombómeros são importantes unidades segmentares de organização, que têm propriedades morfológicas distintas que variam periodicamente com um segmento de dois.

As células da crista neural que migram e formam a maior parte do mesênquima facial surgem do mesmo nível axial do tubo neural que os rhombomeres cujos neurónios acabarão por interiorizar esse mesênquima. As células da crista neural destinadas ao primeiro arco branquial migram essencialmente dos rhombomeres1 e 2, enquanto as do segundo e terceiro arco migram dos rhombomeres 4 e 6, respectivamente. Os rhombomeres pares numerados 2, 4 e 6 contêm os pontos de saída para os nervos cranianos V, VII, e IX nervos que irão interiorizar os arcos branquiais 1, 2 e 3. Isto leva ao conceito de que existe um código específico de nível axial que é estabelecido quando as células da crista neural ainda formam parte da placa neural. As células reconhecem umas às outras e têm uma identidade posicional. Após a sua migração para os arcos, produzem as estruturas individuais que compõem a cabeça composta de uma forma ordenada e integrada.

Estes mecanismos de desenvolvimento craniofacial estão sob controlo genético. Como é que os genes envolvidos produzem as estruturas complexas e reconhecidas que formam os blocos de construção do desenvolvimento da cabeça e do pescoço? É útil considerar os genes envolvidos na embriogénese como codificando um conjunto de instruções ou regras de montagem.

A implementação destas regras unidimensionais, através da expressão dos genes e da interacção proteica, produz o embrião tridimensional. Nos últimos anos, foram identificados vários genes e famílias de genes que desempenham um papel crítico no estabelecimento da identidade regional, incluindo os vários componentes da cabeça do vertebrado.

REMENDAR O ROSTO E AS MANDÍBULAS

Nos seres humanos, vários outros genes contendo homeobox são expressos nos arcos maxilares e mandibulares, e desenvolvendo primoridia facial. Estes genes, que codificam todos os factores de transcrição contendo homeodomaína, incluem Msx-1, Msx-2, Dlx1- 6 e Barx-1. Mais uma vez muitos destes genes contendo homeobox estão relacionados com as famílias de genes encontrados em Drosophila. Estudos knockout confirmaram que estes genes desempenham papéis essenciais durante a formação do complexo facial.

Os membros da família genética Msx (Msx-1 e Msx-2) são normalmente expressos fortemente na crista neural derivada do mesênquima do desenvolvimento da proeminência facial, e há agora fortes evidências de um papel destes genes na especificação do crânio e da face.

A perturbação orientada da Msx-1 no rato produz uma série de defeitos nas estruturas faciais. Há fendas palatinas associadas a uma perda dos ossos palatinos, hipoplasia maxilar e mandibular, e uma paragem altamente penetrante da formação dos dentes na fase de desenvolvimento dos gomos.

Em ratos, defeitos na Msx-2 causam ossificação do crânio com persistência de forame calvarial. Isto surge como resultado da proliferação de osteoprogenitor defeituosos durante a morfogénese calvariada.

Os membros da família multi-gene Dlx são expressos num padrão complexo dentro do ectoderma embrionário e mesênquima dos processos maxilares e mandibulares do primeiro arco.

A mutação direccionada em Dlx-1, Dlx-2 e Dlx 1/2 fornece provas de que estes genes são necessários para o desenvolvimento de elementos esqueléticos derivados da crista neural do primeiro e segundo arcos branquiais.

A análise destas mutações revela que Dlx-1 e Dlx-2 regulam as estruturas proximais do primeiro arco e que, no primordium mandibular, existe uma redundância funcional considerável de Dlx-1 e Dlx-2 com outros membros da família Dlx.

GOOSECOID GENE

Goosecoid é outro factor de transcrição homeobox, originalmente isolado em Xenopus de uma biblioteca de cDNA labial de blastopore dorsal. O lábio blastopore dorsal é conhecido há muito tempo como sendo o responsável final pela organização de todo o eixo do corpo no embrião inicial. No entanto, quando o goosecoide foi eliminado em ratos transgénicos, estes formaram um eixo do corpo normalmente, mas exibiram uma série de defeitos craniofaciais.

Em ratos de tipo selvagem, as transcrições de goosecoides tinham sido detectadas em fases posteriores de desenvolvimento no mesênquima osteogénico da mandíbula em desenvolvimento, língua e ouvido médio. Nos mutantes, a mandíbula era hipoplástica, e não tinha processo coronóide e angular, enquanto que havia defeitos em vários ossos, incluindo o maxilar, palatino, e pterigóides. Como factor de transcrição contendo homeobox, parece que o goosecoide está envolvido em interacções de tecidos indutivos essenciais durante a formação da cabeça.

ENDOTHELIN

Outro gene que tem produzido um fenótipo ainda mais perplexo é a Endotelin-1 que codifica um peptídeo vasoactivo expresso em células endoteliais vasculares e que se pensa desempenhar um papel na regulação da pressão arterial. Os ratos com perturbações específicas da Endotelin-1 não têm anomalias no seu sistema cardiovascular, mas têm uma redução acentuada no tamanho da língua, micrognatia e palato fendido.

Um dos dois receptores de endotelina com acoplamento de proteínas G, ET-A é expresso na crista neural derivada ectomesechyme dos arcos branquiais, enquanto que o seu ligante primário, ET-1 é expresso em epitélio de arco, endotélio de bolsa faríngea, e mesoderme paraxial do núcleo do arco. A via ET-A/ET-1 parece ser importante para uma remendação adequada das regiões caudais do primeiro arco.

A ruptura do alvo ET-A ou ET-1 em ratos produz defeitos craniofaciais que se assemelham a uma condição humana chamada CATCH-22, que se caracteriza por fácies anormais e defeitos cardiovasculares.

Foi recentemente demonstrado que os defeitos craniofaciais nos ratos ET-A se devem, em parte, à ausência do factor de transcrição do goosecoide.

REMENDANDO A LINHA MÉDIA

Sonic hedgehog (Shh) é o homólogo vertebrado do gene de polaridade do segmento Drosophila hedgehog. Os morfogéneos de porcos-espinhos estão envolvidos no controlo da assimetria esquerda-direita, na determinação da polaridade no sistema nervoso central, somites e membros, e tanto na organogénese como na formação do esqueleto. No embrião vertebrado, Shh codifica um peptídeo de sinalização que está envolvido em vários centros de sinalização de desenvolvimento bem caracterizados.

Recentemente, as pistas sobre a regulação da morfogénese craniofacial têm vindo de estudos do gene Shh.

Mutações de Shh no rato e humano conduzem a anomalias profundas na morfogénese craniofacial.

A perda de Shh produz patterização defeituosa da placa neural resultando em holoprosencefalia, uma falha de clivagem na linha média do cérebro e na cilopia. Mais tarde no desenvolvimento, o Shh é expresso no ectoderma dos processos fronto-nasal e maxilar e tem demonstrado ser essencial para o seu desenvolvimento normal.

Ao manipular embriões de pintos em desenvolvimento, foi demonstrado que uma perda transitória da sinalização Shh nestas regiões da face em desenvolvimento pode resultar em defeitos análogos ao hipotelorismo e à fenda lábio/palato, que são características da forma mais suave da holoprosencefalia. Em contraste, o excesso de Shh leva a um alargamento medio-lateral do processo fronto-nasal resultando em hipertelorismo. Em casos graves, isto pode levar a uma duplicação facial.

REMENDAR A DENTIÇÃO

<u>CÓDIGO HOX</u>

A região do cérebro traseiro do tubo neural em desenvolvimento a partir do qual a crista neural migra é segmentada em oito rhombomeres. A expressão do gene Hox combinatório específico do segmento especifica a identidade de cada rhombomeres. A crista neural migratória transporta este padrão definido pelo código Hox que é transferido para os arcos branquiais. O código Hox estabelece assim a diversidade regional dentro do sistema de arcos branquiais. É plausível, portanto, que o código Hox das células que migram para as regiões que formam os dentes seja responsável por especificar e remendar a dentição.

No entanto, os genes não são expressos na região rostral para rhombomeres 2, o que significa que não se vê expressão de genes Hox na crista neural que migra para a região craniofacial, incluindo o primeiro arco branquial. Em termos de desenvolvimento dos dentes de patterning, temos de olhar para uma subfamília de genes homeobox que mostram padrões de expressão temporal e espacial dentro do primeiro arco branquial.

CÓDIGO ODONTOGÉNICO HOMEOBOX

Com base em domínios de expressão tão altamente específicos, foi sugerido que estes genes odontogénicos homeobox fornecem um código homeobox que regiões específicas das mandíbulas em desenvolvimento assumem o potencial odontogénico.

Foram identificados vários genes odontogénicos homeobox,

1) MSX genesMsx-1   , Msx-2

2) DLX genesDlx-1   , Dlx-2

3) BARX genes Barx-1, Barx-2

Cada região específica da homeodomaína expressa uma combinação única de genes homeobox, que monitorizam o desenvolvimento de dentes específicos. A base molecular desta padronização é a expressão diferencial das proteínas nucleares da homeobox codificada que regulam a transcrição de genes a jusante.

As proteínas deste homeodomínio actuam como factores de transcrição que resultam na activação ou inibição de outros genes. Estes genes homeobox também regulam a expressão de outros genes alvo.

Genes MSX

O MSX é um gene importante envolvido na formação dos dentes. MSX significa gene homeobox do segmento muscular. MSX é homólogo ao gene Homeobox 7 do rato (Hox 7) e relaciona-o com o gene homeobox do segmento muscular Drosophila (msh).

localizou este gene no cromossoma 4p16 e a mutação deste gene tem sido associada a anomalias faciais e dentárias.

Os genes MSX-1 e MSX-2:

O gene MSX 1 é expresso em células de crista neural migratórias e mais tarde em células mesenquimais de papila e folículo pericoronário. Os genes MSX-2 estão envolvidos em interacções de sinalização, que são essenciais para o desenvolvimento do dente.

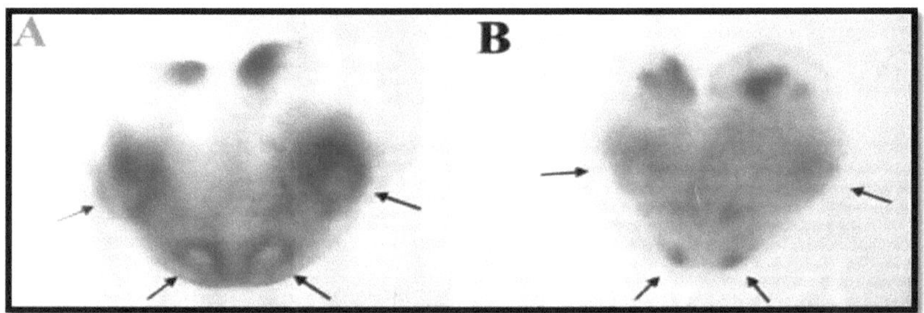

Figura 10- genes MSX-1 e MSX-2:

Antes do início da odontogénese tanto Msx-1 como Msx-2 exibem campos em forma de ferradura muito específicos de expressão mesenquimatosa correspondente nas regiões anteriores do primeiro arco. Estes padrões de expressão são coincidentes, excepto na sua fronteira posterior, onde a expressão de Msx-1 se estende para além de Msx-2. Esta região de expressão mesenquimal isolada de Msx-1 corresponde à posição do futuro espessamento epitelial primário. À medida que o desenvolvimento dentário progride, a expressão de Msx-1 torna-se localizada nas células mesenquimais do folículo pericoronário e papila. Os domínios de expressão da Msx-2 também se tornam mais restritos ao folículo pericoronário e à papila, mas ao contrário da Msx-1, a Msx-2 também se expressa fortemente no órgão do esmalte.

Genes DLX

Os genes Dlx são expressos em células de crista neural migratórias e no primeiro arco braquial. DLX significa gene homeobox sem distal. O gene Homeobox sem distal (Dlx2), que foi localizado no cromossoma 2q32 loci. Os genes DLX também foram conservados durante a evolução e têm homologia ao gene distal-less de Drosophila.

<u>Os genes DLX-1 e DLX-2:</u>

A expressão de Dlx-1 e Dlx-2 no mesênquima do arco maxilar e mandibular é restrita às regiões proximais onde os futuros dentes molares se desenvolverão.

Genes BARX

BARX significa Bar class Homeobox gene que inclui Barx-1 e Barx-2. Barx-1 é homeobox que contém factor de transcrição que exibe expressão regionalizada dentro do ectomesenchyme do primeiro arco branquial. Os genes da classe Barobox 2 (Barx-2) são também um grupo de factores de transcrição de homeodomaínios. Este grupo de genes da Homeobox foi localizado pela primeira vez em Drosophila, no locus 11q25.

Antes do aparecimento do espessamento epitelial primário Barx-1 (juntamente com Dlx-2) é expresso nas regiões posteriores do primeiro mesênquima do arco branquial, a região do futuro desenvolvimento molar. Não existe expressão de Barx-1 nas regiões anteriores. medida que o desenvolvimento dos dentes prossegue, a expressão Barx-1 torna-se localizada exclusivamente nas regiões mesenquimais em torno dos molares em desenvolvimento.

Genes PAX

O gene homeotico Paired-box (PAX) encontra-se no locus 2q35. Os produtos de genes PAX funcionam ligando sequências de ADN melhoradores e modificam a actividade transcripcional dos genes a jusante. Existem nove genes PAX organizados em quatro grupos (Pax1 a Pax9). Destes genes, Pax9 está associado ao desenvolvimento dos dentes. O factor de transcrição PAX9 com posicionamento dos botões dos dentes ao nível mesenquimal e mutações neste gene resulta em condições tais como hipodontia, transposição, etc.

Genes HEDGEHOG

O gene Sonic Hedgehog (Shh) está localizado em 7q36 e é o homólogo vertebrado do gene do porco-espinho da Drosophilia. O Shh é expresso nos espessamentos epiteliais das regiões de formação dos dentes. O Shh juntamente com a proteína morfogenética óssea (BMP-4) determina a posição dos futuros germes dentários formadores. O Shh é necessário para o início do desenvolvimento dentário, sinalização epitelial e morfogénese cúspide. A interacção do gene Shh com outros genes alvo como o Gli é também imperativa para a formação do dente.

Sabe-se que os factores de transcrição do Gli Zinco actuam a jusante do gene Shh. Existem três subtipos nomeadamente Gli-1, Gli-2 e Gli-3, que desempenham um papel vital no desenvolvimento dos dentes. O gene Mutant Gli-2 resulta na formação de incisivos anormais. Quando a Gli-2 e a Gli-3 foram afectadas, o desenvolvimento dos incisivos maxilares estava ausente e os tamanhos dos incisivos mandibulares foram reduzidos. Quando apenas Gli-3 foi afectado, não houve danos no desenvolvimento dos incisivos. Os casos menos graves de holoprosencefalia são caracterizados por um incisivo central superior médio solitário (SMMCI).

EPITELIAIS ODONTOGÉNICOS - INTERACÇÕES MESENQUIMAIS ATRAVÉS DE FACTORES DE CRESCIMENTO

A base molecular para a odontogénese depende de muitas das moléculas de sinalização proteica difusível e factores de crescimento que são conhecidos por mediar a sinalização recíproca entre grupos de células em epitélio e mesênquima durante o desenvolvimento dentário.

Foram identificadas várias moléculas de proteínas intercelulares no germe dentário em desenvolvimento em várias fases de desenvolvimento. Entre esses factores, os factores de crescimento Fibroblastos (FGF) e a proteína morfogenética óssea (BMP) são essenciais para o desenvolvimento dos dentes.

FACTORES DE CRESCIMENTO DE FIBROBLAST (FGFs)

Os FGF são proteínas envolvidas no crescimento e diferenciação das células odontogénicas durante o desenvolvimento dentário. O FGF é uma família de proteínas de ligação à heparina, que se expressa em germes dentários e regula as interacções epiteliais-mesquimicas. O FGF-4, FGF-8 e FGF-9 desempenham um papel importante na odontogénese. O FGF-4 e o FGF-9 são essenciais para determinar a morfologia coronal e os FGF-8 e 9 são vitais para a iniciação do desenvolvimento dentário. O FGF-4 tem sido sugerido para desempenhar um papel fundamental no estímulo à proliferação do epitélio dentário e do mesênquima.

PROTEÍNA MORPHOGENÉTICA ÓSSEA (BMPs)

A proteína morfogenética óssea é um grupo de proteínas diméricas, que se encontram sob a classificação de Factor de Crescimento Transformador в. As Proteínas Morfogenéticas Ósseas, são responsáveis pela actividade osteoindutora na matriz óssea e cartilagem. As BMPs são expressas nas células mesenquimais condensadas de osso primordial, e parecem que diferentes BMPs são expressas em ossos diferentes.

Foram identificadas quase 20 modificações de BMPs com modificações ligeiramente diferentes em pequenos elementos de estrutura secundária. Na odontogénese, as interacções epiteliais e mesenquimais desempenham um papel primordial na formação de tecido duro. Sabe-se que os BMP têm uma vasta gama de funções de sinalização que envolvem a mediação de interacções teciduais. As BMP-2, BMP-4 e BMP-7 têm sido associadas à interacção epitelial mesenquimal durante a fase de morfogénese da formação do dente. A BMP-4 é

capaz de induzir a expressão de MSX-1 e MSX-2. O BMP-4 também determina as posições dos futuros germes dentários formadores.

4. Heritabilidade e Maloclusão

HEREDITARIEDADE E MALOCLUSÃO

A maioria dos problemas em Ortodontia (ou qualquer resultado de crescimento), a menos que adquiridos por trauma, não são estritamente o resultado apenas de factores genéticos ou apenas ambientais. A condição ideal de oclusão mostra um crescimento proporcional entre a base craniana, a maxila e a mandíbula; e envolve a relação harmoniosa entre as bases esqueléticas e os tecidos moles (musculatura perioral, lábios e língua) (Mossey, 1999b)[2] . A morfologia geral dos ossos e dentes craniofaciais é em grande parte determinada geneticamente, embora a variação seja claramente atribuível em parte a factores ambientais (Harris 2008)[98.] Os mecanismos genéticos predominam durante a morfogénese craniofacial embrionária e na etiologia de muitas anomalias craniofaciais, pelo que os factores genéticos devem ser considerados na etiologia da maloclusão. No entanto, pensa-se que o ambiente também influencia a morfologia dentofacial pós-natal, particularmente durante o crescimento facial. Em resposta à presunção de que o genoma é a força predeterminante do desenvolvimento facial e por inferência da má oclusão esquelética, a Hipótese da Matriz Funcional por Moss teorizou o papel primário da função no crescimento e desenvolvimento craniofacial. Ainda assim, Moss concluiu que tanto os factores genómicos como os ambientais/epigenéticos são causas necessárias, que nenhum dos dois por si só é uma causa suficiente e que apenas os dois que interagem em conjunto fornecem tanto a(s) causa(s) necessária(s) como suficiente(s) do crescimento e desenvolvimento (Moss, 1997)[64.]

Um método utilizado para estimar esta contribuição relativa de factores genéticos e ambientais é o cálculo da hereditariedade de uma característica. A hereditabilidade em sentido amplo, uma vez que (H2) inclui todos os aditivos, interactivos e outros tipos de influências genéticas e ambientais. Isto é impossível de derivar, uma vez que todos os factores e a forma como interagem não são conhecidos. Portanto, as estimativas de hereditariedade na literatura são no sentido restrito (h2), e representam a proporção da variância fenotípica total numa amostra que é contribuída pela variância genética aditiva. No entanto, a razão estimada da variação genética não tem em conta a interacção gene-gene ou geno-ambiente (Hartsfield, 2011) [3.]

Numerosos estudos examinaram como a variação genética contribui para uma ou ambas as variações oclusais e esqueléticas entre os membros da família. É difícil estimar a influência de factores ambientais (de tratamento) no crescimento craniofacial porque os estudos de hereditariedade da oclusão são tipicamente baseados em gémeos e irmãos que não receberam tratamento ortodôntico. Os pares de gémeos e outros grupos de irmãos contendo um ou mais pacientes tratados (com má oclusão moderada a grave) podem ter sido excluídos da maioria dos estudos. Além disso, os estudos com gémeos não incluíram uma análise extensiva dos pais, nem dos hábitos familiares e nutricionais; e geralmente não compararam o grupo de gémeos com um grupo de controlo para verificar a co-variação ambiental (semelhança devido a gémeos e outros irmãos estarem num ambiente comum). Por conseguinte, as estimativas das contribuições genéticas e ambientais podem ter sido afectadas pela falta de contabilização de um efeito ambiental comum e de um viés de determinação (King et al. 1993)[51.]

A causa da maioria das más oclusões de base esquelética e dentoalveolar é essencialmente multifactorial no sentido de que muitas causas diversas convergem para produzir o resultado observado. (King et al. 1993)[51] Numerosos estudos examinaram como a variação genética contribui para uma ou outra variação oclusal e esquelética entre os membros da família. Na maioria dos estudos (particularmente aqueles que tentam explicar o enviesamento do efeito de factores ambientais partilhados, meios desiguais, e variações desiguais em amostras gémeas monozigóticas e dizigóticas), as variações nas dimensões cefalométricas esqueléticas estão associadas em geral a um grau moderado a elevado de variação genética, enquanto que em geral, a variação das relações oclusais tem pouca ou nenhuma associação com a variação genética (Harris, 2008)[98.]

Embora as estimativas de hereditariedade sejam baixas, a maioria dos estudos que analisaram os traços oclusais constataram que a variação genética está positivamente correlacionada com a variação fenotípica para a largura e comprimento do arco mais do que para a relação entre sobrejacto, sobremordida, e molar. Ainda assim, o tamanho e a forma do arco estão mais associados à variação ambiental do que à variação genética. Como muitas variáveis oclusais reflectem as variações combinadas da posição dentária e do desenvolvimento ósseo basal e alveolar, estas variáveis (por exemplo, sobrejacto, sobremordida e relação molar) não podem ser menos variáveis do que as estruturas de suporte. Vão variar devido às suas próprias variações de posição e às das estruturas basilares. Os estudos de hereditariedade devem ser complementados e, até certo ponto, substituídos por estudos que associem ou associem características específicas com a variação de marcadores genéticos, tais como polimorfismos de nucleótidos únicos (SNPs), número variável de repetições tandem, ou outros tipos de variação específica de ADN.

Por exemplo, verificou-se que os SNPs no gene EDA e o gene para o seu receptor XEDAR, estavam associados a apinhamentos dentários superiores a 5 mm numa amostra chinesa de má oclusão de Classe I de Hong Kong. Pensou-se que isto pode ser devido, pelo menos em parte, à variação do tamanho do dente, uma vez que o produto genético do EDA está envolvido no desenvolvimento dentário, e as mutações no EDA causam Displasia Ectodérmica Hipohidrótica ligada ao X. Um possível efeito no tamanho do dente é consistente com as descobertas de que, em casos de apinhamento esquelético Classe I, a variação do tamanho do dente pode desempenhar um papel mais frequente do que o crescimento esquelético. Embora estes genes estejam localizados no cromossoma X, as associações permaneceram após ajustamento para sexo. Pensa-se que este tipo de investigação ajuda a contornar o problema dos factores ambientais confusos, embora uma análise acrescida dos marcadores epigenéticos possa mostrar que isto não é assim tão simples. Ainda assim, estes estudos são a única forma de recolher e testar possíveis dados preditivos. [3]

Utilização de dados familiares para prever o crescimento

Os irmãos têm sido notados como mostrando frequentemente tipos semelhantes de maloclusão. O exame dos pais e irmãos mais velhos tem sido sugerido como forma de obter informações sobre a necessidade de tratamento de uma criança, incluindo o tratamento precoce da maloclusão (Harris & Kowalski, 1976)[27] , (Litton et al.1970)[18] , (Saunders et al. 1980)[34] . A frequência da maloclusão é diminuída entre os irmãos dos casos de índice com oclusão normal, enquanto que os irmãos dos casos de índice com maloclusão tendem a ter o mesmo tipo de maloclusão com mais frequência. Existem elevados valores de coeficiente de correlação entre pais e descendentes para as más oclusões de Classe II e de Classe III. Foi demonstrado que os padrões esqueléticos craniofaciais das crianças com maloclusão de Classe II (divisão 1) são familiares (ou seja, ocorrem mais frequentemente em vários membros de algumas famílias), e que uma grande semelhança com os padrões esqueléticos ocorre nos seus irmãos com oclusão normal. Embora isto tenha sido atribuído ao facto da Classe II (divisão 1) ser "hereditária", os factores ambientais comuns não foram tidos em conta. A partir disto concluiu-se que a base genética para esta semelhança é provavelmente poligénica, e os padrões esqueléticos familiares foram utilizados como preditores para o prognóstico do tratamento da criança com uma má oclusão de Classe II, embora tenha sido reconhecido que a morfologia actual do doente é a principal fonte de informação sobre o crescimento futuro (Harris & Kowalski, 1976).[27.]

Cada criança recebe metade dos seus genes de cada um dos pais, mas provavelmente não a mesma combinação de genes que um irmão, a menos que as crianças sejam gémeos monozigóticos. Ao olhar para pais com uma morfologia esquelética diferente, saber qual dos genes em que combinação de cada um dos pais está presente na criança é difícil até o fenótipo da criança amadurecer sob a influência contínua de factores ambientais. Ao considerar as características poligénicas, a correlação fenotípica mais elevada que pode ser esperada com base nos genes em comum por herança de um dos pais para uma criança, ou entre irmãos, é de 0,5. Porque o fenótipo da criança é susceptível de ser influenciado pela interacção de genes de ambos os pais, o valor "meio parental" pode aumentar a correlação com os seus filhos para 0,7 devido à regressão para a média das dimensões parentais nos seus filhos. O quadrado da correlação entre as duas variáveis deriva a quantidade de variação prevista para uma variável em correlação com outra variável. Portanto, na melhor das hipóteses, utilizando valores médios dos pais, apenas 49% da variabilidade de qualquer dimensão facial de uma criança pode ser prevista tendo em conta a média da mesma dimensão nos pais. Apenas 25% da variabilidade de qualquer dimensão facial de uma criança pode ser prevista, na melhor das hipóteses, considerando a mesma dimensão num irmão ou num dos pais. Como os efeitos variáveis dos factores ambientais interagem com os múltiplos factores genéticos, a correlação habitual para as dimensões faciais entre os pais e os seus filhos é de cerca de 30%, produzindo ainda menos poder de previsão.

Na maioria dos pacientes, o modo de herança para o esqueleto craniofacial é poligénico (complexo). No entanto, em algumas famílias (por exemplo, com uma mandíbula relativamente prognática em comparação com a maxila), o modo de herança não é poligénico. A investigação futura pode investigar os factores genéticos que não se enquadram num modo poligénico que pode estar presente em algumas famílias. A identificação desses factores aumentará a capacidade de prever a probabilidade de uma determinada morfologia resultante. Infelizmente, os ortodontistas não têm informação suficiente para fazer previsões precisas sobre o desenvolvimento da oclusão simplesmente através do estudo da frequência da sua ocorrência nos pais ou mesmo nos irmãos. É certo que os padrões familiares de semelhança são frequentemente óbvios, e as tendências familiares observadas não devem ser ignoradas. No entanto, as previsões devem ser feitas com cautela porque os factores genéticos e ambientais e a sua interacção são desconhecidos e difíceis de avaliar e prever com precisão. [3]

Marcadores genéticos associados a variações no crescimento de etiologia complexa

Receptor da hormona de crescimento

A hormona de crescimento é um factor importante no crescimento craniofacial e do esqueleto. Uma variante no receptor da hormona de crescimento e o seu gene (GHR), quando existe um aminoácido prolina em vez de treonina no 561º resíduo da proteína, é referida como o alelo GHR P56IT. De uma amostra normal japonesa de 50 homens e 50 mulheres, aqueles que não tinham o alelo GHR P56IT tinham um comprimento de ramo mandibular (côndilo-gônio) significativamente maior do que aqueles que tinham o alelo GHR P56IT. A altura média do ramo mandibular naqueles com o alelo GHR P56IT era 4,65 mm mais curta do que a média daqueles sem o alelo GHR P56IT. Esta correlação significativa entre o alelo GHR P56IT e a altura mais curta do ramo mandibular foi confirmada em mais 80 mulheres (Yamaguchi et al., 2001)[77.] Curiosamente, a associação foi com a altura do ramo mandibular mas não com o comprimento do corpo mandibular, comprimento maxilar, ou comprimento da base anterior do crânio. Isto sugere um efeito específico do local, área, ou região. O estudo concluiu que o alelo GHR P56IT pode estar associado ao crescimento da altura mandibular e pode ser um marcador genético para o mesmo. Ainda assim, se o efeito está directamente sobre a mandíbula ou algum outro tecido próximo ou sobre outra matriz não é claro. Tem sido sugerido que as variantes GHR P561T e C422F estão associadas à altura do ramo mandibular na população japonesa e que os SNPs do gene GHR associados a diferenças na altura do ramo mandibular nos japoneses são provavelmente diferentes em outros grupos étnicos.

Isto é apoiado pela descoberta de que embora exista uma possível associação entre os polimorfismos GHR P561T, C422F e "haplótipo 4" numa população coreana, não houve uma associação significativa entre estes marcadores e a altura mandibular em afro-americanos, europeus-americanos e hispânicos. Este grupo sugeriu que esta descoberta poderia explicar em parte a diferente morfologia craniofacial entre as diferentes etnias. A análise da possível associação entre a variante P561T no gene GHR e o crescimento mandibular durante a primeira infância não encontrou uma diferença entre a protrusão mandibular e a oclusão normal. Ver o efeito que diferentes dietas teriam em indivíduos com e sem o alelo GHR P56IT seria interessante como meio de analisar a interacção do factor genético e ambiental. Sem dúvida que muitos outros genes que podem influenciar a estrutura craniofacial, incluindo a altura do ramo, poderiam ser identificados, e a sua variação poderia ser estudada juntamente com diferentes factores ambientais (por exemplo, tratamento ortodôntico) e o fenótipo resultante.[3]

Diferenças de crescimento durante a puberdade

Uma maior precisão na estimativa do crescimento facial pubertário seria de grande benefício antes da utilização de diferentes modalidades terapêuticas, incluindo a ortodontia, modificação do crescimento ortopédico e cirurgia. A investigação e discussão sobre o crescimento e tratamento facial na literatura tem-se centrado ou na calendarização da maior quantidade de crescimento facial, particularmente para a mandíbula, ou na extensão estimada do crescimento facial a ser atingido. Por mais úteis que sejam as previsões médias de crescimento facial baseadas nas curvas de crescimento esperado, uma previsão mais válida deve incorporar e ter em conta a variação associada a factores genéticos individuais, particularmente aqueles que são altamente pertinentes ao surto de crescimento puberal. A resposta ao surto de crescimento puberal é mediada pela combinação de esteróides sexuais, hormona de crescimento, factor de crescimento semelhante à insulina (IGF-I) e outros factores endócrinos, parácrinos e autócrinos. A testosterona e o estradiol em ratos têm uma actividade estimulante directa e específica do sexo na proliferação de células condroprogenitoras derivadas do sexo masculino e feminino. A testosterona estimula o crescimento e produção local de IGF-I e IGF-I-R em camadas de células condrócitas de uma cultura isolada de órgãos do côndilo mandibular de ratos. A investigação sobre os efeitos da castração cirúrgica neonatal e da castração química pré-puberal no crescimento craniofacial em ratos mostrou que o crescimento craniofacial estava relacionado com a concentração de testosterona. A administração de baixas doses de testosterona em rapazes com puberdade atrasada não só acelera a sua taxa de crescimento estatural, mas também a sua taxa de crescimento craniofacial.

Ratos ovariectomizados e orquiectomizados que os níveis de hormonas sexuais influenciaram a morfogénese condilar alteraram a estrutura interna do côndilo mandibular. Tem sido sugerido que a supressão da secreção da hormona sexual na fase de crescimento pode inibir o crescimento craniofacial e resultar num fraco desenvolvimento craniofacial, particularmente osso nasomaxilar e mandíbula, em ratos recém-nascidos e pubertais. Foi demonstrado, utilizando a administração de antagonistas receptores específicos da hormona sexual, que o crescimento da mandíbula e do fémur é induzido em resposta à estimulação do receptor de estrogénio beta (ER^J) nos condrócitos antes e durante a puberdade precoce em ratos. No final e depois da puberdade, o crescimento é induzido pela estimulação do receptor de estrogénio alfa (ER^J) em ratos masculinos e femininos. A partir disto, foi proposto que um ecrã de hormonas sexuais pudesse ser usado como indicador da maturidade óssea para prever com precisão o início e o fim do crescimento no tratamento ortodôntico.

O CYP19A1 é o gene que codifica a aromatase. Esta enzima catalisa a etapa limitadora da taxa na biossíntese de estrogénio através da conversão de andrógenos. A fim de melhor diagnosticar e tratar a criança ou adolescente, o ortodontista precisa de saber o mais possível sobre o potencial de crescimento do paciente. Por mais úteis que sejam as previsões baseadas em modelos de crescimento esperados a partir do início da vida do paciente, a previsão deve incorporar e explicar a variação associada a factores genéticos individuais, especialmente aqueles que são altamente pertinentes ao surto de crescimento puberal.

Os estrogénios são um grupo de hormonas envolvidas no crescimento e desenvolvimento. O estrogénio estimula a condrogénese, promove o fechamento progressivo da placa epifisária de crescimento, tem um efeito anabólico no osteoblasto e um efeito apoptótico no osteoclasto, e aumenta a aquisição mineral óssea no osso axial e apendicular durante a adolescência e até à terceira década. Aromatase (também conhecida como estrogénio sintetase) é uma enzima chave do citocromo P450 envolvida na biossíntese do estrogénio. Esta enzima esteroidogénica catalisa a etapa final da biossíntese do estrogénio convertendo testosterona e androstenediona em estradiol e estrone, respectivamente. A regulação da transcrição deste gene é fundamental para a relação testosterona/estrogénio (T/E) no organismo, uma vez que a aromatase desempenha um papel importante na conversão de andrógenos em estrogénios. Alguns estudos demonstraram que a relação T/E é crítica no desenvolvimento de características faciais indexadas ao sexo, tais como o crescimento das maçãs do rosto, a mandíbula e o queixo, a proeminência dos sulcos das sobrancelhas e o alongamento da face inferior.

A diferença no crescimento médio sagital da mandíbula entre os dois grupos de machos caucasianos com alelos CYP19A1 diferentes com as maiores diferenças de crescimento por ano foi ligeiramente superior a 1,5 mm por ano durante o tratamento para a maxila, e 2,5 mm por ano para a mandíbula. Não houve diferença estatística para os alelos CYP19A1 em particular nas fêmeas. Isto é particularmente impressionante, uma vez que no início do tratamento não havia diferença significativa entre os machos com base no genótipo CYP19A1. A diferença significativa só se expressou durante o tempo de tratamento durante a fase cervical vertebral associada ao aumento da velocidade de crescimento. Curiosamente, o mesmo resultado foi encontrado num grupo de machos e fêmeas chineses, sugerindo fortemente que esta variação no gene CYP19A1 pode ser um marcador multi-étnico para o crescimento facial sagital. Embora a diferença no crescimento médio anual sagital mandibular e maxilar baseado neste genótipo CYP19A1 fosse significativa, como um factor num traço complexo (crescimento sagital da mandíbula), eles são responsáveis por apenas parte da variação observada, e por isso por si só têm pouco poder preditivo. Uma investigação mais aprofundada sobre este e outros factores genéticos, as suas interacções entre si e com factores ambientais ajudará a explicar o que até agora tem sido um componente desconhecido das variações individuais do crescimento facial.[3]

GENES ENVOLVIDOS NO CRESCIMENTO DA SUTURA CRANIOFACIAL

As suturas são os principais locais de crescimento ósseo durante o desenvolvimento craniofacial. Os ossos cranianos aparecem como condensações mesenquimais iniciais durante a 8ª a 12th semana de vida intra-uterina. Estas condensações começam a mineralizar-se, e expandem-se por deposição radial em torno das margens das condensações. Com cerca de 14 a 16 semanas de gestação. os ossos cranianos aproximam-se uns dos outros, e inicia-se a formação da sutura.

Enquanto alguma formação óssea continua nestas suturas antes do nascimento, é durante o período pós-natal que a maior expansão craniana ocorre por deposição óssea nas suturas. A presença do duramater foi considerada essencial para o desenvolvimento e manutenção normais das suturas da abóbada craniana.

A morfogénese da sutura craniana e a manutenção das suturas cranianas como locais de crescimento ósseo patenteados são regulados pelas interacções dos tecidos com o duramater subjacente. Esta regulação resulta da secreção de factores solúveis pela dura-máter, presumivelmente em resposta a sinais de crescimento do neurocrânio subjacente, em expansão. Craniosinostose ou obliteração prematura das suturas leva a uma morfogénese compensatória anormal em toda a cabeça. Factores de crescimento como o factor de crescimento transformador beta 1 (Tgf-_1), Tgf-_2, Tgf-_3, proteína morfogenética óssea 2 (Bmp2), Bmp7, factor de crescimento fibroblasto 4 (Fgf4), factor de crescimento semelhante à insulina 1 (Igf-1), e porco-espinho sónico (Shh) são encontrados na sutura e dura-máter subjacente.

As mutações nos genes dos receptores dos factores de crescimento fibroblastos 1, 2, e 3 (FGFR1, FGFR2, e FGFR3) estão associadas à craniosinostose nos humanos. Estas estão a activar mutações através de vias de activação constitutivas, regulação negativa do crescimento ósseo, repressão dos genes de desenvolvimento, ou aumento da afinidade com os ligandos. As mutações nos genes MSX2 e TWIST estão também associadas à craniosinostose humana. mas enquanto o MSX2 mutado sofre uma ligação prolongada ao seu local de ligação de ADN, as mutações no TWIST resultam em formas truncadas da proteína, resultando em insuficiência de TWIST. Muitos destes produtos genéticos interagem para regular a expressão uns dos outros através de interacções teciduais entre duramater, frentes ósseas, e suturas.

Expressão de BMP-2 e BMP-4

A via de sinalização BMP interage com as vias de sinalização FGF, Shh, e Wnt e regula a expressão de vários factores críticos de transcrição, tais como Runx-2/Cbfa-1, Msx-l, e Msx-2. Embora ainda não tenham sido encontradas mutações nos genes que codificam as diferentes isoformas de BMP em suturas cranianas humanas (CS), foi sugerido que a sinalização de BMP é crucial na formação da sutura dos ossos humanos. Tanto a BMP-2 como a BMP-4 estão presentes nas frentes osteogénicas das suturas cranianas, e foi observada uma alta expressão de BMP-2 no mesênquima durante a fusão palatina.

Deficiência de sinalização de BMP nas células da crista neural do rato mostra múltiplos defeitos no esqueleto craniofacial, tais como fenda palatina e uma mandíbula hipotrofica. A sinalização de BMP também induz e uprega a expressão do gene homeobox Dlx-5, um factor crítico para o desenvolvimento tanto do esqueleto craniofacial como dos dentes. Desde a iniciação precoce dos dentes até à morfogénese da coroa, o laço de sinalização BMP/Msx medeia as interacções recíprocas entre o epitélio e o mesênquima. Genes que contribuem para várias síndromes relacionadas com o desenvolvimento craniofacial e que causam defeitos de nascença na infância.

5. Estudos de Gémeos (O Efeito da Genética em Caracteres Esqueléticos Dentofaciais)

OS EFEITOS DA GENÉTICA NO SKELETAL DENTOFACIAL CARACTERÍSTICAS (TWIN STUDIES)

A maloclusão é um problema de desenvolvimento. Sabe-se que tanto os factores hereditários como ambientais têm importantes influências no desenvolvimento craniofacial. Contudo, pode não se poder determinar com certeza se as más oclusões são determinadas pelo código genético ou por factores ambientais ou por uma combinação de ambos. Para a maioria das más oclusões, a etiologia não podia ser facilmente categorizada. Contudo, os rápidos avanços na genética molecular têm vindo a fornecer novas informações sobre o crescimento e desenvolvimento.[8]

As provas obtidas a partir de estudos populacionais, especialmente estudos familiares e gémeos, demonstraram que os factores genéticos desempenham um papel importante na etiologia das más oclusões. Por outro lado, a investigação sobre irmãos e mesmo gémeos idênticos sugere um papel significativo dos factores ambientais para além dos factores genéticos no desenvolvimento da oclusão.

Os estudos com gémeos forneceram uma ferramenta única para avaliar as interacções entre a estrutura hereditária e os factores ambientais, tal como sugerido por Galton pela primeira vez. Como os estudos com gémeos são relativamente mais fáceis, são mais frequentemente utilizados a fim de obter estimativas de hereditariedade.Tem havido extensa literatura relativa a amostras de gémeos monozigóticos e dizigóticos investigando a interacção entre a hereditariedade e o complexo craniofacial. Variações hereditárias significativas na base anterior do crânio, comprimento do corpo mandibular, altura facial total e altura facial inferíor foram mostradas em gémeos adultos monozigóticos.

Verificou-se que os factores hereditários eram responsáveis por apenas 40% das variações esqueléticas e dentárias que resultavam numa má oclusão e que o componente genético era mais elevado para o padrão esquelético do que para as características dentárias.Uma série de estudos de Corruccini et al. também mostrou variância genética variável e frequentemente insignificante para características dentárias tais como, relação molar sagital, sobremordida, sobressaliência, mordida cruzada posterior e rotações dos dentes anteriores.

O estudo da influência genética na forma e tamanho da arcada dentária demonstrou o efeito predominante de factores ambientais em vez de factores genéticos. Num outro estudo com gémeos, a avaliação da arcada dentária e da estrutura dos dentes individuais de vários casais gémeos monozigóticos levou à conclusão de que gémeos idênticos não eram oclusivamente idênticos.

A existência de uma componente genética é susceptível de estar presente onde as proporções faciais e as relações na mandíbula influenciam as características de uma má oclusão. No entanto, as variações dentárias parecem ser determinadas com maior frequência pelo ambiente.

O papel da hereditariedade tem sido amplamente investigado como uma das causas da maloclusão. Nos estudos craniométricos e cefalométricos das semelhanças faciais, as evidências têm apoiado o conceito de que a forma facial era sobretudo um produto do genótipo da pessoa e, portanto, a aparência facial parece ter uma tendência familiar. O método de sobreposição de cefalogramas laterais de irmãos sobre os dos seus pais para avaliar as semelhanças dos ossos e perfis craniofaciais, revelou uma concordância para muitas estruturas craniofaciais.

Os parâmetros verticais eram mais controlados geneticamente do que os anteroposteriores, a hereditariedade parecia ser expressa mais anteriormente do que posteriormente e a forma mandibular parecia ser determinada mais geneticamente do que o tamanho mandibular. De acordo com estas descobertas, Savoye et alalso relataram que as proporções verticais estão altamente sob controlo genético. A maloclusão hereditária mais frequente foi a deformidade facial e a mordida aberta com padrão dolicofacial. A maior prevalência de mordida aberta anterior na população negra em comparação com a população branca e a maior prevalência de mordida profunda nos brancos pode reflectir uma morfologia facial inerente diferente em vez de factores ambientais.[8]

Embora se tenha verificado que a herança das dimensões anteroposteriores é inferior às dimensões verticais, certas más oclusões causadas por discrepâncias sagitais das mandíbulas mostram uma tendência familiar. A influência da genética nas características faciais era óbvia em algumas famílias, especialmente no caso das más oclusões de Classe III. Este fenótipo foi conhecido pelo seu aparecimento em certas famílias nobres europeias, tais como a família real Hapsburg. De acordo com a análise do pedigree, o prognatismo mandibular foi considerado segregado durante 23 gerações na décima terceira dessas famílias e a sua penetração foi de 95,5 %.Diferentes modelos de herança foram sugeridos para esta má oclusão, tais como simples recessivo ou autossómico dominante com penetração incompleta. Na maioria dos casos, o prognatismo mandibular foi aceite como um traço poligénico, o que significa que o traço fenotípico é causado pela segregação simultânea de muitos genes. Mas em alguns casos, pensa-se que este fenótipo foi determinado por um único gene dominante. Num estudo de Litton et al,um grupo de probandos, irmãos e pais com má oclusão de Classe III foi analisado e em 1/3 dos pais dos sujeitos foi observado um severo prognatismo mandibular. Também seguiram a forma de transmissão e descobriram que se o número de fêmeas e machos fosse igual, não havia associação entre os sexos.

Tal como nos problemas de Classe III, há uma tendência herdada para proporções faciais retrogénicas e a maioria das más oclusões de Classe II são susceptíveis de serem geneticamente controladas.Em 1975, Harrissuggested o conceito de herança poligénica para as más oclusões de Classe II divisão 1. O outro tipo de má oclusão na categoria "Classe II" é a má oclusão de Classe II divisão 2 e caracteriza-se por um osso basal mandibular bem desenvolvido, queixo proeminente, menor altura facial com rotação anterior da mandíbula e menor tamanho do dente mesiodistal. Embora os traços fenotípicos da má oclusão de Classe II divisão 2 sejam obviamente diferentes dos da má oclusão de Classe II divisão 1, ambas as más oclusões têm em comum a herança poligénica.

Os resultados dos estudos com gémeos idênticos demonstraram que os gémeos idênticos demonstraram 100% de con- corda para a má oclusão de Classe II divisão 2, indicando uma forte influência genética no desenvolvimento das más oclusões de mordedura profunda de Classe II divisão 2. Mais tarde, em 1998, o padrão esquelético e dentário hereditário desta má oclusão foi apoiado por Peck e colegas de trabalho.

No estudo clínico e cefalométrico comparações intra e inter pares de 114 maloclusões de Classe II divisão 2, foram feitos 48 pares duplos e seis conjuntos de trigémeos. Foram determinadas as taxas de concordância-desconcórdia para gémeos monozigóticos e trigémeos. 100 por cento dos pares de gémeos monozigóticos eram concordantes e quase 90 por cento dos pares de gémeos dizigóticos apresentavam discordância.[8]

Como resultado destes estudos, a penetração completa e a expressividade variável da impressão genética autossómica dominante é indiscutível. Para além destes estudos num modelo poligénico, em vez de ser o efeito de um único gene para toda a malformação oclusal, é determinada a expressão simultânea de uma série de traços morfológicos genéticos. Além disso, a presença de forte padrão mastigatório muscular nos casos da divisão 2 da classe II poderia ter sido explicada pelo sistema muscular e neuromuscular geneticamente determinado.[7]

Um dos problemas mais desafiantes para um ortodontista é talvez causado por lábio leporino e/ou palato fendido (CL/P). A CL/P é uma malformação congénita herdada como um traço multifactorial descontinuado. Quando o equilíbrio entre o influxo genético e o influxo ambiental excede um certo limiar, a malformação ocorre. Quanto mais o limiar for excedido, mais grave é a malformação. Na forma mais suave, apenas o lábio é unilateralmente fendido, enquanto que o lábio é bilateralmente fendido e a fenda palatina é completa na forma mais severa.

Embora se saiba que muitos factores ambientais e de desenvolvimento desempenham um papel na etiologia CL/P, os factores genéticos também foram definidos como as causas das condições de fendilhação. Os estudos de fissuras realizados com gémeos mostraram que as taxas de concordância de gémeos monozigóticos e dizigóticos eram de 35% e 5%, respectivamente, e estes resultados reflectem a hereditariedade da condição.

Aproximadamente 80% dos casos de fenda labial e palatina são casos isolados enquanto 1015% são familiares e 15% são síndromas.41 Uma vez que a genética do CL/P é muito complicada, muitos loci candidatos foram examinados para identificar o gene principal. Verificou-se que a transformação do factor de crescimento-alfa (TGFA) contribui para o desenvolvimento do CL/P em humanos. No entanto, noutro estudo, não foi possível demonstrar uma associação entre o gene TGFA e o CL/P, em vez disso sugeriu-se que os genes MSX1 e TGFB3 fossem responsáveis pela patogénese da fissuração. O CL/P não sindrómico mostra geralmente uma herança autossómica dominante, enquanto que as formas recessivas ligadas ao X também foram relatadas.[8]

Os gémeos são concordantes se ambos mostrarem um traço descontínuo e discordantes se apenas um mostrar o traço. Como os gémeos partilham normalmente um ambiente familiar semelhante, pode ser difícil separar a extensão relativa das contribuições ambientais (nutrição) e genéticas (natureza) de um traço multifactorial. Os gémeos monozigóticos têm genótipos idênticos (com algumas raras excepções, ver abaixo), enquanto que os gémeos dizigóticos são apenas tão parecidos como os irmãos. Se uma condição não tem componente genética, por exemplo devido ao acaso ou trauma, esperar-se-ia que as taxas de concordância fossem semelhantes para ambos os tipos de gémeos. Para uma característica genética única ou uma doença cromossómica, a taxa de concordância monozigótica será de 100%, enquanto que a taxa de concordância dizigótica será inferior a esta e igual à taxa nos irmãos. Para traços multifactoriais descontínuos com contribuições tanto genéticas como ambientais, a taxa em gémeos monozigóticos, embora inferior a 100%, excederá a taxa em gémeos dizigóticos.

Em estudos de fendas, a taxa de concordância de gémeos monozigóticos para CL(P) e para CP é de 35 e 26 por cento, respectivamente, e para gémeos dizigóticos de 5 e 6 por cento, respectivamente. Isto reflecte a hereditabilidade da condição: quanto mais elevada for a concordância monozigótica, mais importante será a contribuição genética, e por isso maior será a hereditabilidade.[1]

Mutação Genética

Embora os alelos genéticos sejam geralmente transmitidos sem alterações de uma geração para a seguinte, ocorrem eventos raros que causam alterações no seu interior. Estes eventos são chamados mutações e um alelo que sofreu tal alteração é transmitido na sua nova forma mutante. Se ocorrer durante a gametogénese, o alelo mutante aparecerá num gameta e, consequentemente, em células em todo o corpo de qualquer indivíduo resultante. Se ocorrer após a fertilização, como mutação somática, apenas uma proporção de células será afectada.

As mutações de ADN são amplamente divisíveis em mutações de comprimento com ganho ou perda de material genético, e mutações pontuais com alteração do código genético, mas sem ganho ou perda de material genético. Grandes supressões removem muitos genes adjacentes (doenças genéticas contíguas) e estas devem ser suspeitas se um rapaz tiver várias doenças ligadas ao X ou se um paciente com uma doença de um único gene tiver um atraso mental inexplicável e/ou outras malformações congénitas. Numa mutação pontual, uma única base de nucleótido é substituída por uma base de nucleótido diferente [*transições* de purina para purina ou pirimidina para pirimidina adenina (A)-guanina (G) ou timina (T)-citosina (C); *transversões* se purina para pirimidina ou vice versa, G-C ou A-T]. A maioria das mutações pontuais são espontâneas e inexplicáveis, mas certos factores, tais como produtos químicos mutagénicos e radiação ionizante, podem aumentar a taxa de mutação espontânea. Na ausência de tais agentes, a taxa de mutação é da ordem de um par de base para cada bilião de pares de bases replicados.

Existem quatro grupos principais de produtos químicos que causam mutações no ADN: analógicos de base que imitam bases padrão, mas que se emparelham inadequadamente (por exemplo, 5-bromouracil); agentes alquilantes que adicionam grupos alquil às bases e assim dificultam o emparelhamento correcto (por exemplo, mostarda de azoto ou metanossulfonato de etilo) agentes intercalantes que intercalam com ADN e distorcem a sua estrutura (por exemplo, desaminação por hidroxilamina). Como regra, estes mutagénicos produzem mutações pontuais, e o número produzido é função da concentração da substância química e da duração da exposição. Os raios X incontrast raramente causam mutações pontuais, mas levam à quebra cromossómica. A luz ultravioleta pode causar vários tipos diferentes de mutação.

A maioria das mutações são susceptíveis de causar uma diminuição da aptidão física, uma capacidade reduzida do zigoto resultante de contribuir com a prole para a próxima geração. Desta forma, os genes nocivos tendem a ser eliminados da população, de modo que apenas as novas variantes mais favoráveis permanecem. Esta é uma selecção natural e é responsável pela selecção dos melhores genes para um determinado ambiente. No entanto, como a mutação ocorre em cada geração, estão sempre a ser produzidos alelos desvantajosos. Um equilíbrio entre a produção de alelos desvantajosos através da mutação e a sua eliminação por selecção resulta numa presença permanente de alelos prejudiciais na população, embora com uma frequência baixa. São estes alelos que são responsáveis por doenças hereditárias ou susceptibilidade à doença.[1]

6. Avanços recentes em Genética e Biologia Molecular

AVANÇOS RECENTES EM GENÉTICA E BIOLOGIA MOLECULAR

Desenvolvimento craniofacial no embrião**...**

Os recentes avanços na biologia molecular e na genética humana tiveram uma influência considerável na compreensão da genética orofacial. A especialidade de Ortodontia é confrontada com a evidência de que os factores genéticos desempenham um papel predominante na etiologia da má oclusão. Isto é apoiado por estudos populacionais, especialmente estudos familiares e de gémeos. No entanto, estes estudos também revelaram ocasionalmente diferenças notáveis entre pais e filhos, entre irmãos e mesmo entre membros de pares de gémeos monozigóticos, enfatizando o papel significativo dos factores ambientais no desenvolvimento da oclusão.

Alguns conhecimentos sobre os mecanismos genéticos envolvidos na morfogénese craniofacial a nível molecular no embrião ajudam a nossa apreciação do papel da genética, não só na etiologia das anomalias craniofaciais, mas também na regulação da morfologia maxilar, mandibular, e dentária.

O desenvolvimento facial no embrião é demarcado pelo aparecimento da placa pré-cordal (a extremidade craniana do embrião) no décimo quarto dia de desenvolvimento. Uma das características mais invulgares do desenvolvimento facial dos vertebrados é a origem do mesênquima facial que surge a partir das células da crista neural. Invulgarmente, perturbam a junção ectodermalmesodérmica e migram para o tecido subjacente como células ectomesenquimais. A migração e divisão das células da crista neural são extremamente importantes no desenvolvimento facial.

Durante a sua migração, sofrem uma série de interacções com a matriz extra-celular, e com epitélios adjacentes para determinar a natureza e padrões das estruturas neural, esquelética e do tecido conjuntivo que irão formar. Entre os derivados das células cefálicas da crista neural estão a maxila, mandíbula, zigomático, ossos nasais, e ossos da abóbada craniana.

Embora a cessação da migração das células da crista neural e os factores que causam a localização das células da crista neural em determinadas regiões ainda não sejam completamente compreendidos, a sua migração para os arcos branquiais ocorre de uma forma altamente regulamentada. Presume-se que este processo esteja sob o controlo de genes conhecidos como genes homeobox, que conferem às células da crista neural (NCC) uma identidade posicional, que medeia aspectos da morfogénese craniofacial e da patterização.[1]

O papel das moléculas de aderência celular...

Moléculas de adesão celular tais como caderinas, integrinas, imunoglobulinas, e proteoglicanos são glicoproteínas na superfície externa das membranas celulares, e são consideradas importantes na embriogénese, particularmente na formação de órgãos.

No desenvolvimento craniofacial, o posicionamento preciso das células da crista neural nos arcos branquiais pode envolver alterações na expressão das moléculas de adesão celular que são expressas e reguladas para baixo nas células da crista neural durante as suas fases prémigratórias e migratórias.

A regulação para baixo de moléculas como os cadherins poderia alterar a ligação das células umas às outras, permitindo-lhes migrar. Numa fase algo posterior, a molécula de adesão celular, syndecan, é expressa à medida que as prateleiras palatinas se elevam de vertical para horizontal, e a expressão diminui durante a fusão.

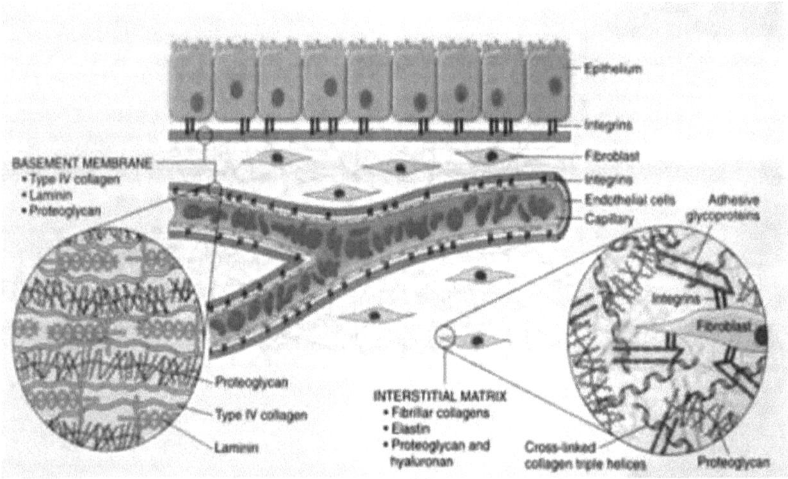

Figura 11- Moléculas de Membrana de Células de Adesão à Célula de Porão

Pensa-se que estas mudanças de expressão se devem a interacções mesenquimais epiteliais, e durante a quebra do epitélio da borda medial no momento da fusão da prateleira palatal há um aumento da expressão de N-cadherina. Isto pode ser instrumental na transformação do epitélio para os seus diferentes fenótipos (nasal e oral) e para o mesênquima. Pensa-se que a interacção epitelial mesenquimal durante as fases de formação do gomo e da tampa do folículo dentário também depende da acção das moléculas de adesão celular, especialmente do sindecan.[1]

O papel dos genes da homeobox...

Os genes homeobox são genes altamente conservados ao longo da evolução de diversos organismos e são agora conhecidos por desempenharem um papel na patterização do desenvolvimento embrionário. Como tal, são provavelmente fundamentais na evolução das partes especializadas do corpo de muitas espécies animais e as diferenças entre os diferentes organismos podem ser explicadas pelos diferentes modos de acção dos genes da homeobox. Estes canais também podem ser considerados como genes mesenquimais mesenquimais de controlo da cabeça e da face durante o desenvolvimento do complexo craniofacial, indução, morte celular programada, e interacção epitelial.

Os de particular interesse no desenvolvimento craniofacial incluem o grupo Hox, Msx1 e Msx2 (segmento muscular), Dlx (distalless), Otx (ortodôntico), Gsc (goosecoid), e Shh (ouriço-cacheiro sónico).

As proteínas codificadas por estes genes homeobox são factores de transcrição que controlam a transcrição do RNA a partir do modelo de ADN dentro do núcleo celular. Os factores de transcrição podem ligar e desligar os genes activando ou reprimindo a expressão genética, e portanto controlar outros genes que produzem uma cascata coordenada de eventos moleculares que, por sua vez, controlam a patterização e a morfogénese (Thesleff, 1995)[126] . A nível celular, este controlo é expresso através de dois grupos principais de proteínas reguladoras, a família do **factor de crescimento** e a super família do **esteróide/tiróide/ácido retinóico.** Estas moléculas reguladoras no mesênquima como o factor de crescimento fibroblástico (FGF), o factor de crescimento epidérmico (EGF), o factor de crescimento transformador alfa (TGF), o factor de crescimento transformador beta (TGF), e as proteínas morfogenéticas ósseas (BMPs) são os veículos através dos quais a informação genética homeobox é expressa na coordenação da migração celular e subsequentes interacções celulares que regulam o crescimento (Johnston e Bronsky, 1995)[127] . Por este meio, diferentes partes do ADN são activadas em diferentes células que regulam as diferentes proteínas, enzimas, etc., produzidas por diferentes tecidos e órgãos. Estes mecanismos terão a chave para compreender a doença e a dismorfologia, e são objecto de investigação intensiva em biologia craniofacial.Alguns exemplos relevantes para o desenvolvimento craniofacial servem para ilustrar como isto está a proporcionar novos conhecimentos.[1]

Genética molecular em dismorfologia oral e craniofacial

***Estudos de genética molecular utilizando modelos animais* para malformações humanas permite a elucidação dos mecanismos patogénicos.**

Por exemplo, ratos com síndrome do ácido retinóico (RAS) têm ilustrado o envolvimento de células de crista neural importantes e em síndromes humanos semelhantes, tais como a microsomia hemifacial, o envolvimento de crista neural está implicado. A administração posterior de retinoicida em ratos em doses excessivas mata as células placodais ganglionares e leva a um complexo de malformações praticamente idêntico ao síndrome de Treacher Collins. A craniosinostose, o encerramento prematuro de suturas cranianas, é um defeito de nascença comum em seres humanos, ocorrendo em aproximadamente 1:2500 nascidos vivos e o encerramento de pré-maturação também se verificou ter as suas origens em desordens de crista inneural. Através da genética molecular, os mecanismos que estão na base da craniosinostose começam a ser desvendados.

Sabe-se que as mutações nos genes receptores do factor de crescimento do fibroblasto (FGF) afectam o desenvolvimento da sutura em ratos e seres humanos, tendo-se verificado que tais mutações ocorrem nas síndromes Apert, Crouzon e Pfeiffer (Wilkie, 1997)[128] . Na formação da sutura pensa-se que o FGF fornece um sinal da dura-máter impedindo as células de sofrer ossificação prematura em suturas presuntivas, e a mutação do receptor FGF perturba estas células osteoblastos progenitoras para se diferenciarem e faz com que a fusão ocorra prematuramente. Além disso, as mutações em dois factores de transcrição, MSX2 e TWIST, causam craniossinostose tipo Boston e síndrome de Saethre-Chotzen, respectivamente (Jabs *et al.* 1993)[129] . Outros exemplos de anomalias craniofaciais autossómicas dominantes são a displasia cleidocraniana e a síndrome de Treacher Collins. Na displasia cleidocraniana, foram encontradas mutações no gene do factor de ligação do núcleo 1 (CBFA1). Isto resulta em defeitos nos ossos membranosos da abóbada craniana e clavículas devido a deficiências na sinalização entre o perióstio e os condrócitos essenciais para a formação óssea endocondral. O locus do sindroma de Treacher Collins foi mapeado para o braço longo do cromossoma 5 (Dixon, 1996)[130] e numerosas mutações espalhadas pelo gene que afecta a produção da proteína de treacle podem produzir a anomalia.

Mandíbula hipoplástica e ossos zigomáticos, palato fendido, e surdez condutiva são características e embora os defeitos genéticos tenham sido (mapeados) identificados, a patogénese destas perturbações permanece desconhecida.

A genética molecular no desenvolvimento dentário

O primeiro sinal do desenvolvimento dentário é um espessamento local do epitélio oral, que posteriormente invade a crista neural e forma um rebento dentário. A dobra epitelial subsequente e a rápida proliferação celular resultam primeiro na tampa, e depois no estádio de sino da morfogénese dentária. Durante a fase do sino, a dentina que produz odontoblastos e ameloblastos secretores de esmalte diferenciam-se. O desenvolvimento dentário, tal como o desenvolvimento de todos os apêndices epiteliais, é regulado por interacções indutivas do tecido entre o epitélio e o mesênquima (Thesleff, 1995)[126] . Há agora provas crescentes de que um número de diferentes moléculas mesenquimais e os seus receptores actuam como mediadores das interacções epiteliais-mesenquimais durante o desenvolvimento dentário. Das proteínas morfogenéticas ósseas, as BMP2, 4, e 7 mRNAs deslocam-se entre o epitélio e o mesênquima na regulação da morfogénese dentária (Aberg *et al.*, 1997)[131] . A família do factor de crescimento do fibroblasto (FGF) também foi localizada nos componentes epiteliais e mesenquimais do dente por imuno-histoquímica e no desenvolvimento e forma do mesênquima dentário é regulada pelo FGF8 e FGF9 através dos factores a jusante MSX1 e PAX9.[1]

Controlo do desenvolvimento dos dentes

Os genes homeobox têm implicações particulares no desenvolvimento dos dentes e, portanto, na Ortodontia. Os genes homeobox específicos dos músculos Msx-1 e Msx-2 parecem estar envolvidos em interacções epiteliais, e estão implicados no desenvolvimento craniofacial, e em particular na iniciação, posição de desenvolvimento (Msx-1) e desenvolvimento posterior (Msx-2) dos botões dos dentes. Outras provas do papel da Msx1 provêm de experiências de knock-out genético que resultam em perturbações da morfogénese dentária, entre outros defeitos. Pax9 é também factor de transcrição necessário para a morfogénese dentária. As proteínas morfogenéticas ósseas (BMPs) são membros da família do factor de crescimento (TGF) e funcionam em muitos aspectos do desenvolvimento craniofacial com funções específicas dos tecidos. Verificou-se que as BMPs têm múltiplos papéis não só na morfogénese óssea, (BMP 5 por exemplo induz a osteogénese endocondral *in vivo*), mas a BMP 7 parece induzir a dentinogénese (Thesleff, 1995).[126]

7. Distúrbios na Morfogénese Dentária

DESORDENS NA MORFOGÉNESE DENTÁRIA

Os avanços no campo da genética molecular fizeram grandes progressos na compreensão de uma série de anomalias dentárias com um componente genético.

Amelogénese imperfeita (IA):

Este é um grupo de perturbações geneticamente heterogéneas que afectam a formação do esmalte.

É clinicamente heterogéneo na medida em que foram descritas formas hipoplásicas, hipocalcificadas e hipomaturação (Witkop, 1988)[132] e geneticamente heterogéneo com famílias que exibem herança autossómica dominante, autossómica recessiva e ligada ao X (Witkop, 1988)[132] . Além disso, a prevalência parece variar significativamente entre 1:14.000 e 1:700.

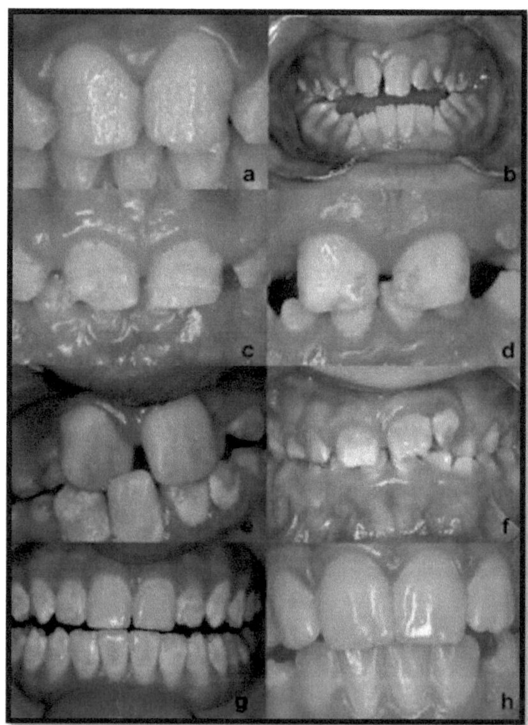

Figura 12 - Amelogénese imperfeita

Nos humanos, dois amelogenes, AMGX e AMGY, foram clonados e mapeados para os cromossomas X e Y, respectivamente, e o gene ameloblastin dentro da região crítica para a IA autossómica dominante no cromossoma 4q21.

É provável, contudo, que mutações em vários genes possam estar envolvidas na etiologia de diferentes formas de IA herdadas autossomicamente.[1]

Dentinogénese imperfeita (DI):

Isto é autossómico dominante e ocorre em aproximadamente 1:8000 nascidos vivos. Apresenta uma descoloração acastanhada dos dentes, coroas susceptíveis de desgaste rápido, raízes frágeis e obliteração da câmara de polpa devido à produção anormal contínua da matriz dentinária.

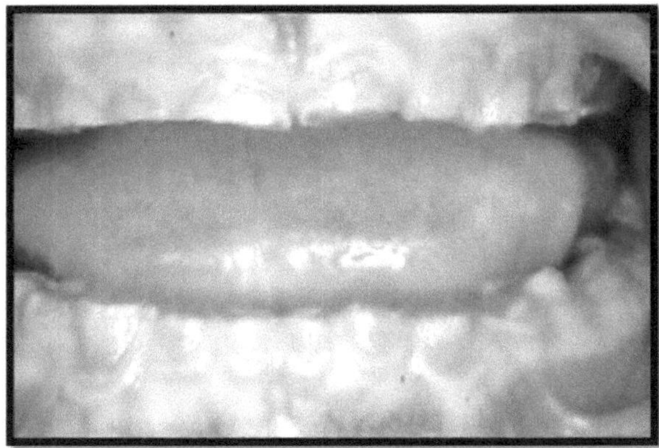

Figura- 13- Dentinogénese imperfeita

DI também apresenta uma série de subtipos, um dos quais está associado a uma osteogénese imperfeita na qual há uma alteração nos genes de colagénio de tipo 1. A maioria dos pacientes com este tipo de dentinogénese imperfeita tem mutações e supressões para substituições de aminoácidos em genes com codificação para subunidades de colagénio de tipo 1.

Os defeitos estruturais nas moléculas de colagénio tipo 1 afectam a formação de matriz extracelular, resultando na patogénese da DI.[2]

Hipodontia: o gene homeobox específico do músculo (MSX1) é fortemente expresso no mesênquima dentário ao longo dos estádios de gema, tampa e sino da odontogénese, descobrindo que os ratos com o gene Msx1 nocauteado tinham, entre outros defeitos, falha completa do desenvolvimento dentário na fase de gema E13^5. A mutação em MSX, a contraparte humana do murino msx1, causou a agenesia familiar do dente, e a análise da ligação genética de uma família com agenesia autossómica dominante de segundos pré-molares e terceiros molares identificou um locus no cromossoma 4p como o local do gene *MSX1*.

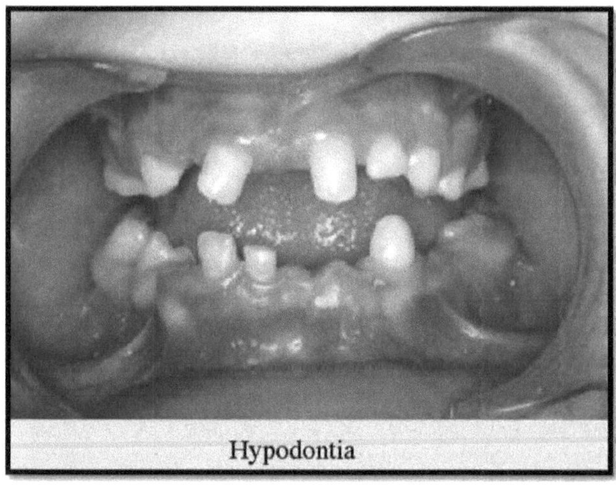

Figura 14- Hipodontia

Displasia ectodérmica (EDA):

A displasia ectodérmica hipoidrótica é uma doença heterogénea com muitos tipos clinicamente distintos, e é caracterizada pela tríade de hipotricose (cabelo esparso), hipoidrose (falta de glândulas sudoríparas), e hipodontia (número reduzido de dentes).

A hipodontia na EDA varia desde alguns dentes em falta até à anodontia completa; e a anormalidade da forma e tamanho do dente também pode ser afectada (Kere *et al.*, 1996)[133] . Kere e os seus colegas (1996) identificaram o gene responsável pelo EDA ligado ao X, e verificou-se que este era expresso em queratinócitos, folículos pilosos, glândulas sudoríparas, e noutros tecidos adultos e fetais.

- Padrão de herança - X ligado recessivo, autossómico dominante, autossómico recessivo.

- Genes - Ectodysplasin 1 , MSX 1, PAX 9.

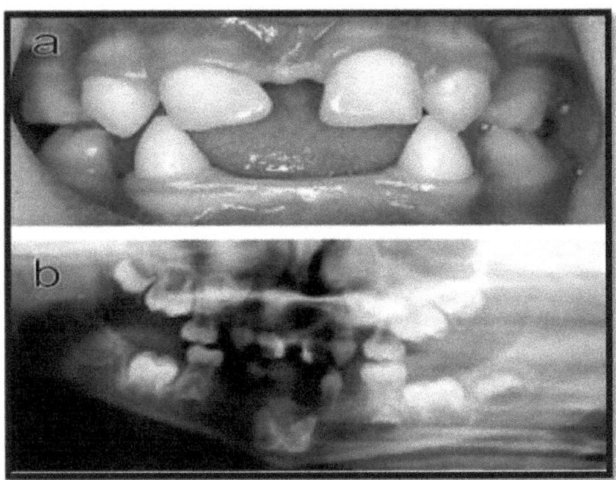

Figura 15 - Displasia ectodérmica

Uma iniciativa recente de Yamada *et al.* (1998)[134] intitulada "The Oral and Craniofacial Genome Project" procura estabelecer projectos de investigação laboratorial em colaboração com tecidos embrionários humanos e de ratos. O objectivo é construir bibliotecas de cDNA com vista a descobrir os genes para o desenvolvimento oral e craniofacial normal e anormal.

Em resumo, dois grandes grupos de proteínas reguladoras, incluindo factores de crescimento mesenquimais, proteínas morfogenéticas ósseas e o grupo esteróide/tiróide/retinóide são os veículos através dos quais a informação genética homeobox é expressa. A sua distribuição temporal e espacial nas estruturas faciais está a ser gradualmente elucidada. Um controlo mal coordenado da forma e tamanho das estruturas (por exemplo, dentes e maxilares), através de genes reguladores, deveria fazer muito para explicar os frequentes desajustes encontrados nas deformidades dentofaciais e mesmo nas maloclusões. Na procura de 'genes candidatos' envolvidos na dismorfogénese maxilar ou mandibular, os polimorfismos nos genes homeobox e os genes das moléculas que regulam serão alvos principais.

O papel dos factores epigenéticos

A profissão ortodôntica parece preocupada com o problema de demonstrar a importância relativa da genética versus ambiente na etiologia da maloclusão, em vez de compreender a sua interacção. Um objectivo crucial no estudo de uma característica multifactorial no homem é contemplar o efeito da interacção genótipo/ambiente.

O efeito de um determinado factor ambiental sobre o fenótipo variará em função do fundo genético, devido à influência deste último na resposta. É geralmente aceite que a forma básica de uma parte do neurocrânio e do splanchnocranium é determinada geneticamente no precursor cartilagénico durante o desenvolvimento embrionário. Contudo, a forma e o tamanho do cérebro determinam a morfologia dos ossos do crânio membranoso e regulam a futura construção do neurocrânio. Do mesmo modo, com a morfologia facial, a forma básica do corpo mandibular, e a localização e morfologia da cápsula nasal, que dá origem às aberturas piriformes, são determinadas geneticamente no condrocrânio. A forma e tamanho dos dentes são também principalmente determinados geneticamente. o crescimento e a morfologia final das estruturas dentofaciais é sem dúvida influenciado por factores ambientais, um caso clássico de interacção gene/ambiente. A influência da determinação genética na morfologia dentofacial não implica que a informação genética esteja localizada apenas nos ossos, mas também nos campos neurológico, muscular e neuromuscular, que têm uma influência indirecta sobre o esqueleto. Não há dúvida de que certos padrões neuromusculares são inatos e estão sob influência genética directa, e isto, por sua vez, influencia a postura e o comportamento muscular. Mastigação, expressão facial, fala e deglutição são exemplos de padrões neuromusculares, e embora possa haver um controlo consciente destas actividades, não há nenhuma base que sugira que estes padrões possam ser alterados permanentemente ou alterados a um nível inconsciente.[1]

A determinação genética e a regulação são responsáveis pela morfogénese de um indivíduo durante o desenvolvimento embrionário. Existem amplas evidências que indicam que as características dentofaciais hereditárias podem ser influenciadas durante o desenvolvimento pós-natal por factores ambientais gerais que vão desde o clima, nutrição e estilo de vida até aos hábitos de pressão dentária oral, malformações musculares e tratamento ortodôntico. A influência de factores ambientais no retardamento do crescimento somático geral é aparente em doenças crónicas, fome prolongada, e situações de stress excessivo. Embora cada um dos ossos faciais tenha um tamanho e potencial de crescimento geneticamente pré-determinado. estes ossos são também influenciados por ligações musculares funcionais relacionadas e função oronasofaríngea que Moss e Salentijn (1969a,)[135] refere colectivamente como a "matriz funcional". É importante perceber que a matriz funcional engloba a actividade neuromuscular que é influenciada pela genética, bem como as adaptações comportamentais e posturais influenciadas pelo ambiente. Seria, portanto, errado acreditar que o tamanho e a forma craniofacial são inteiramente determinados quer pela genética quer por factores ambientais, mas pela interacção complexa de ambos e cada má oclusão ocupará um espaço único no espectro gene/ambiente. Isto terá uma relação directa com a questão mais importante de um ponto de vista ortodôntico, que é a determinação da medida em que uma determinada má oclusão pode ser influenciada pela intervenção terapêutica ambiental, ou seja, o prognóstico para a correcção ortodôntica.

Goodman e Gorland (1970)[136] observaram uma posição baixa da língua no prognatismo mandibular e um dorso lingual elevado no retrognatismo mandibular. Salzmann (1972)[137] realçou a natureza familiar do empuxo da língua, a postura da mandíbula e os maneirismos dos tecidos moles orofaciais, e a semelhança das oclusões ou más oclusões resultantes. Um estudo recente de gêmeos para investigar a contribuição genética para um componente neuromuscular craniofacial específico, ou seja, a latência do reflexo do músculo masseter e a latência do pico, concluiu que estes estão sob forte controlo genético. Isto fornece mais provas para a opinião de que o controlo genético da morfogénese craniofacial pode residir nos tecidos moles. Outro aspecto da influência dos tecidos moles na posição e oclusão dos dentes, foi destacado, nomeadamente o mecanismo de compensação dento-alveolar. Uma vez que a morfologia dos tecidos moles é considerada como sendo principalmente determinada geneticamente, mas o comportamento dos tecidos moles influenciado por factores genéticos e ambientais, as modificações oclusais resultantes são de etiologia multifactorial.[1]

Um outro conceito muito relevante para a etiologia da maloclusão é o da desproporção dento-alveolar. Herdar dentes grandes num maxilar pequeno é uma possibilidade distinta, uma vez que o osso é uma estrutura mesodérmica, enquanto o esmalte dentário é de origem ectodérmica. Geneticamente, a maioria das pessoas desenvolverá a dentição humana normal de 32 dentes permanentes e a implicação das matrizes funcionais é que deveria ser possível expandir os arcos para acomodar todos os 32 dentes em todos os indivíduos. Se isto não for possível, então deve haver uma etiologia genética para a desproporção dentoalveolar. Não é razoável atribuir a deficiência no tamanho dos elementos esqueléticos ou dento-alveolares em tais casos à falta de função orofacial faríngea nasal, pelo menos até que tais alegações tenham sido substanciadas por provas científicas. Casos de prognatismo mandibular extremo e narizes desproporcionadamente grandes, por exemplo, não podem ser explicados por variações funcionais. A questão de saber se o ambiente ou a genética exercem a maior influência na etiologia da má oclusão tem sido objecto de debate desde a origem da ortodontia.

Edward H. Angle (1907)[138], num dos seus muitos documentos, foi igualmente inflexível na sua crença de que as más oclusões surgem de causas locais. Esta dicotomia é um quadro inútil para considerar o fenómeno da maloclusão e elementos de ambas as escolas de pensamento podem ser cuidadosamente reconciliados, mesmo ao nível de cada cenário de caso ortodôntico individual, Estudos sobre assimetria de traços fornecem mais provas de influência ambiental mesmo durante os processos de desenvolvimento embrionário. Existem diferenças distintas entre os lados direito e esquerdo do embrião em desenvolvimento, como evidenciado, por exemplo, pelo conteúdo do tórax, e as acentuadas diferenças de função entre os hemisférios cerebrais direito e esquerdo. Traços bilaterais, tais como o tamanho dos dentes nos lados contra-laterais do arco, são contudo assumidos como estando sob controlo genético idêntico, ou seja, são determinados pelos mesmos genes. Se isto fosse verdade, a expressão fenotípica do traço no lado contra-lateral deveria ser uma função de processos de desenvolvimento idênticos. A incapacidade dos dois lados de se desenvolverem de forma idêntica reflectirá uma instabilidade genética subjacente referida como ruído de desenvolvimento ou interferência encontrada pelos genes durante a ontogénese, o que afecta as tentativas de transmitir bilateralmente a mesma mensagem de desenvolvimento.

Em 1963 Niswander[143] relatou um aumento significativo da assimetria dentária e dermatoglífica dentro de indivíduos que também manifestavam fendas labiais e palatinas. Os autores postularam que os sistemas poligénicos normalmente protegem os processos de desenvolvimento contra os efeitos ambientais adversos. No entanto, a substituição de genes deletérios fez baixar o nível de tamponamento para além do ponto em que as perturbações ambientais podem ser compensadas e resulta num defeito de desenvolvimento. Assim, na fissura labial e palatina, para a qual foi sugerida uma base poligénica, a instabilidade do desenvolvimento manifesta-se como assimetria nos padrões dermatoglíficos e dentários. Em geral, portanto, a assimetria somática é uma manifestação fenotípica de ruído de desenvolvimento atribuível a perturbações ambientais durante o desenvolvimento dentário.

Considerando a embriogénese da forma craniofacial, o desenvolvimento é determinado geneticamente através da migração das células da crista neural e através dela a expressão da informação genética homeobox. A interacção epitelial-mesquímica durante o processo de patterização craniofacial, indução e morte celular programada é mediada por dois grupos de moléculas reguladoras, o factor de crescimento e as superfamílias esteróide/tiróide/ácido retinóico. Em sistemas poligénicos multifactoriais existe um factor adicional, a modificação ambiental. Tal é a natureza da etiologia de muitas malformações craniofaciais e da maloclusão.[1]

8. Influência da Genética na Forma do Arco, na Linha Média Diastema e na Reabsorção Raiz Apical Externa

INFLUÊNCIA GENÉTICA NO NÚMERO, TAMANHO, MORFOLOGIA, POSIÇÃO E ERUPÇÃO DOS DENTES

Estudos com gêmeos mostraram que as dimensões das coroas dos dentes são fortemente determinadas pela hereditariedade. A genética molecular da morfogénese dentária com os genes homeostáticos Hox 7 e Hox 8 (agora referidos como MSX1 e MSX2) sendo responsáveis pela estabilidade na patterização dentária (Mackenzie *et al.*, 1992)[141] , é a confirmação da teoria de campo de Butler

.

Isto refere-se ao desenvolvimento dos dentes primatas em evolução com a estabilidade da morfologia, padrão de erupção e número de dentes nos domínios incisivo, canino, pré-molar, e molar. À medida que os hábitos alimentares nos humanos se adaptam de um caçador/colector a uma cultura alimentar definida, as pressões de selecção evolutiva tendem a reduzir o volume dentário, o que se manifesta nos "campos" do terceiro molar, segundo pré-molar e incisivo lateral. A hipodontia envolvendo os dentes acima mencionados mostra uma tendência familiar e encaixa no modelo poligénico, mas esta teoria evolucionária sugere também uma influência ambiental.

As evidências clínicas sugerem que a ausência congénita de dentes e a redução do tamanho do dente estão associadas, por exemplo, hipodontia e hipoplasia dos incisivos laterais superiores frequentemente presentes simultaneamente.

Numerosos pedigrees foram publicados ligando as duas características e implicando que são expressões diferentes de uma mesma desordem. O germe dentário deve atingir um tamanho crítico durante uma determinada fase de desenvolvimento ou a estrutura regredirá, e Suaraz e Spence (1974)[142] mostraram que a hipodontia e a redução do tamanho do dente são de facto controladas pelo mesmo ou por loci genético relacionado. É evidente a partir de todas as provas a este respeito que o tamanho do dente se enquadra no modelo de limiar poligénico multi-factorial.

O supranumerário mais frequentemente visto na região pré-maxilar e com uma predilecção sexual masculina parece também ser geneticamente determinado. Niswander e Sugaku (1963)[143] analisaram os dados de estudos familiares e sugeriram que, tal como a hipodontia, a genética da condição menos prevalecente dos dentes supranumerários está sob o controlo de uma série de loci diferentes.

A natureza hereditária da hipodontia é revelada em estudos familiares e gémeos. Um estudo de crianças com dentes em falta revelou que até metade dos seus irmãos ou pais também tinham dentes em falta, enquanto a prevalência da população é de cerca de 5 por cento.

Markovic (1982)[144] encontrou uma alta taxa de concordância para hipodontia em pares de gémeos monozigotos, enquanto que os pares de gémeos tontos que observou eram discordantes.

Estes e outros estudos anteriores concluíram que o modo de transmissão poderia ser explicado por um único gene autossómico dominante com penetração incompleta.[2]

A causa da agenesia selectiva dos dentes em humanos, onde ocorreu a mutação missense na homeodomaína MSX-1. Isto ocorre como consequência da substituição da arginina pela proteína da prolina (mutação Arg196Pro) no homoedomínio do MSX-1. A prevalência da agenesia dentária correlacionada com a relação maxilar e o apinhamento dentário em 185 pacientes foi relatada numa família com uma mutação ser 105stop do gene MXS-1,

- A hipodontia ocorreu mais frequentemente em raparigas do que em rapazes.

- Os incisivos laterais superiores e os pré-molares inferiores eram os dentes mais frequentemente ausentes.

- As relações esqueléticas de classe I foram encontradas mais frequentemente em pacientes com agenesia do que em pacientes sem dentes em falta e estão associadas a padrões de crescimento de mordidas profundas.

As laterais maxilares e os segundos pré-molares mandibulares em falta foram associados a defeitos nos genes MSX-1 e MXS-2. Foi identificado um códão de paragem na mutação de MSX-1, o que implica o envolvimento deste gene na agenesia dentária. Uma mutação sem sentido no gene PAX-9 foi associada à agenesia de um dente molar numa família finlandesa. A mutação transversal A340T cria um códão de paragem na lisina 114, e truncata a proteína PAX-9 codificada no final da caixa de DNA ligado emparelhado. O fenótipo da agenesia dentária envolveu todos os segundos e terceiros molares permanentes e a maioria dos primeiros molares. Uma mutação no gene MSX-1 no cromossoma 4 foi identificada como o factor causal da oligodontia envolvendo a ausência de todos os segundos pré-molares e terceiros molares. A ausência do primeiro molar e do segundo molar foi associada a uma mutação de substituição do gene MSX-1. Com a ajuda de técnicas de genética molecular, **Peck e Peck (2002)**[80] avaliaram uma família que apresentava um traço autossómico dominante da ausência de segundo e terceiro molares. O cromossoma afectado foi isolado para estar num cromossoma 4p e muitos genes foram considerados como sendo responsáveis por esta agenesia dentária. Foi detectada uma mutação pontual no gene MSX 1 em toda a família afectada. Também foi observada uma mutação dos factores de transcrição PAX-9 na agenesia familiar do dente e também na falta de segundos pré-molares e incisivos centrais mandibulares. uma quarta mutação foi encontrada no gene MXS-1, que era Met611Lys e estava associado à falta de segundos pré-molares e terceiros molares.

Dentes Supranumerários

Brook (1974)[145] relatou que a prevalência de dentes supranumerários em crianças escolares britânicas é $2 \cdot 1$ por cento na dentição permanente com uma proporção macho:fêmea de 2:1. Em Hong Kong, contudo, a prevalência é de cerca de 3% com um rácio macho:fêmea de $6 \cdot 5:1$. O tipo mais comum de supranumerário é um dente da linha média cónica pré-maxilar (mesiodens). Estes estão mais frequentemente presentes nos pais e irmãos de pacientes que apresentam, embora a herança não siga um simples padrão mendaliano. Provas de gémeos com supranumerários também apoiam esta teoria.[2]

Forma Dentária Anormal

Alvesalo e Portin (1969)[146] forneceram provas substanciais que apoiam a opinião de que os incisivos laterais em falta e malformados podem muito bem ser o resultado de um defeito genético comum. As anomalias na região dos incisivos laterais variam desde a forma de cavilha a microdonte a dentes em falta, todos eles com tendências familiares, preponderância feminina, e associação com outras anomalias dentárias, tais como outros dentes em falta, caninos ectópicos, e transposição, sugerindo uma etiologia poligénica. Aspectos da morfologia dentária como o traço de Carabelli também parecem ser fortemente influenciados por genes, como evidenciado por um estudo de gémeos australianos.[2]

Ectopic Maxillary Canines

Vários estudos no passado indicaram uma tendência genética para os caninos maxilares ectópicos. Peck *et al.* (1994)[147] concluíram que os caninos ectópicos palatinos eram uma característica herdada, sendo uma das anomalias num complexo de perturbações dentárias geneticamente relacionadas, ocorrendo frequentemente em combinação com a falta de dentes, redução do tamanho dos dentes, dentes supranumerários, e outros dentes posicionados ectópicamente. Estudos anteriores também mostraram uma associação entre caninos superiores ectópicos e a má oclusão de Classe II divisão 2, um traço herdado geneticamente.

Peck *et al.* (1997)[66] classificaram uma série de diferentes tipos de transposição dentária tanto no arco maxilar como no arco mandibular, sendo a posição canina/primeiro pré-molar a mais comum. Também forneceram fortes evidências de uma componente genética significativa na causa deste tipo de transposição mais comum, na medida em que houve ocorrência familiar, ocorrência bilateral numa elevada percentagem de casos, predominância feminina e uma diferença em diferentes grupos étnicos. Foi também relatada uma maior frequência de anomalias dentárias associadas, agenesia dentária e incisivos laterais superiores em forma de pino.[2]

Molares primários submersos

A submersão molar primária ocorre mais frequentemente no arco mandibular com uma grande variação na prevalência geral da população notificada, mas seria de esperar que esta fosse inferior a 10 por cento. É provável que os irmãos das crianças afectadas também sejam afectados em cerca de 18 por cento dos casos, e nos gémeos monozigotos há uma elevada taxa de concordância, o que indica uma componente genética significativa na etiologia. É também interessante que uma variedade de anomalias esteja também associada à submersão dentária com a sugestão de que esta pode abranger diferentes manifestações de uma síndrome, tendo cada manifestação penetração incompleta e expressividade variável. O taurodontismo pode fazer parte desta síndrome.

Existem provas consideráveis que sugerem que os genes desempenham um papel significativo na etiologia de muitas anomalias dentárias. Além disso, uma frequência de associação de uma ou mais destas anomalias dentárias no mesmo pedigree sugere algum tipo de inter-relação geneticamente controlada. Isto pode acrescentar mais apoio à teoria clássica de campo de Butler da diferenciação dos gomos dentários e especula que a transposição é indicativa de uma função defeituosa do gene de campo, o que explicaria a existência de um aumento da ocorrência de variações nos dentes de ambos os lados dos dentes transpostos. Isto pode também explicar o facto de os dentes nas áreas marginais críticas da lâmina dentária, incisivos laterais, segundos pré-molares e terceiros molares serem os mais vulneráveis. O significado clínico da herança de certas anomalias dentárias é que os clínicos devem estar vigilantes na expectativa de que a detecção clínica ou radiográfica de uma anomalia os alerte para a possibilidade de outros defeitos no mesmo indivíduo ou noutros membros da família. O diagnóstico precoce permitiria oportunidades interceptivas pediátricas e ortodônticas em relação a dentes ectópicos, ausentes ou malformados.[2]

Influência genética na forma do arco dentário

Estudos de Harris et al mostraram que a variação genética tem um grande efeito na largura e no comprimento do arco. O comprimento do arco é mais hereditário do que a largura do arco. Também o arco maxilar é mais hereditário do que o arco mandibular.

Cerca de 60 pc da variação nas medidas do tamanho e forma do arco é atribuível à hereditariedade. Por outro lado, apenas cerca de 10 pc da variação no overjet, overbite, apinhamento e relações molares resultam de causas genéticas. O overjet foi altamente hereditário com uma relação 3/1 de variação genética e não genética (75 pc de hereditariedade). A largura do arco em Pl e Ml, a relação do segmento bucal (sobrejacto sagital), e a sobremordida eram menos hereditárias.[70]

Assim, a determinação ambiental da variação oclusal é aproximadamente duas vezes mais importante do que o pensamento anterior e os investigadores ortodônticos deveriam considerar mais vigorosamente os correlatos ambientais da má oclusão.[70]

Influência genética em diastema da linha média

O diastema da linha média da maxila é uma má oclusão dentária relativamente comum caracterizada por um espaço entre os incisivos centrais da maxila, com consequências funcionais e estéticas.

A literatura apoia fortemente as diferenças raciais na distribuição do traço, com os negros a demonstrarem valores de prevalência consistentemente mais elevados do que os brancos, asiáticos ou

Os hispânicos. maxillary midline diastema é mais hereditário nos Brancos do que nos Negros. Os dados do pedigree sugeriam um modo de herança autossómico dominante para a diastema da linha média maxilar.[85]

Factores genéticos e reabsorção externa da raiz apical

- A análise da base genética da resposta variável ao tratamento foi aplicada aos resultados adversos específicos da reabsorção da raiz apical -Externa.
- O grau e severidade da reabsorção é multifactorial, envolvendo factores ambientais e de acolhimento.
- Foi observada uma associação entre reabsorção naqueles que não receberam tratamento ortodôntico.
- A variação genética é responsável por 50 a 64 pc da variação na reabsorção apical externa

da raiz dos incisivos maxilares.

- O gene TNFRSF 11A que codifica a proteína RANK, que faz parte da via de activação osteoclasta, foi identificado.[96]

9. Classe II Div 2 Maloclusão

MALOCLUSÃO DE CLASSE II

Classe II Divisão 1 Maloclusão:

Foram realizados extensos estudos cefalométricos para determinar a hereditariedade de certos parâmetros craniofaciais na maloclusão de classe II divisão I. Estas investigações demonstraram que, nos pacientes da classe II, a mandíbula é significativamente mais retraída do que nos pacientes da classe I, com o corpo do comprimento da mandíbula menor e o comprimento total da mandíbula reduzido.

Estes estudos também mostraram uma correlação mais elevada entre o paciente e a sua família imediata que os dados de pares aleatórios de irmãos não relacionados, apoiando assim o conceito de herança poligénica para a má oclusão de classe II divisão I.

Os factores ambientais também podem contribuir para a etiologia das más oclusões de Classe II divisão 1. Os tecidos moles podem exercer uma influência na posição ou inclinação dos incisivos superiores e inferiores e a necessidade de conseguir um contacto lábio/ língua para uma vedação oral anterior durante a deglutição pode encorajar o lábio inferior a retroclinar os incisivos inferiores e a língua saliente a proclinar as partes superiores, influenciando a severidade do sobrejacto. Do mesmo modo, hábitos de sucção de dígitos podem produzir uma relação incisal de Classe II divisão 1, mesmo que a relação de base esquelética subjacente seja de Classe I.

A incompetência labial também encoraja a proclinação dos incisivos superiores em virtude do desequilíbrio nas pressões labiais e linguísticas sobre os dentes.

Classe II Divisão 2 Maloclusão

A má oclusão de Classe II divisão 2 é uma entidade clínica distinta e é uma colecção mais consistente de características morfométricas definíveis que ocorrem simultaneamente, ou seja, uma síndrome do que os outros tipos de má oclusão apresentados por Angle no início dos anos 1900.

A má oclusão de classe II divisão 2 compreende a combinação única de sobremordida profunda, n incisivos retroclinados,

Discrepância esquelética de classe II, linha labial alta com actividade tipo cinta do lábio inferior, e músculo mentalis activo. Isto é frequentemente acompanhado por características dentárias morfométricas particulares também, tais como um múmulo pouco desenvolvido nos incisivos superiores e uma angulação característica da raiz da coroa.

Peck *et al.* (1998)[66] também descreve dentes característicos mais pequenos do que a média quando medidos mesiodistamente, que constataram que estes dentes são significativamente "mais finos" na dimensão labial/lingual. Uma outra característica da "síndrome" da divisão 2 da Classe II é a tendência para um desenvolvimento mandibular com rotação frontal, o que contribui para a mordida profunda, proeminência do queixo, e altura facial inferior reduzida.

Esta última característica, por sua vez, tem influência na posição do lábio inferior em relação aos incisivos superiores, A ocorrência familiar da divisão 2 da Classe II foi documentada em vários relatórios publicados, incluindo estudos de gémeos e trigémeos (Peck *et al.* (1998)[66] .

Markovic (1992)[148] realizou um estudo clínico e cefalométrico de 114 maloclusões de Classe II divisão 2, 48 pares gémeos e seis conjuntos de trigémeos. Foram feitas comparações intra e inter pares para determinar as taxas de concordância/discordância para gémeos monozigóticos e trigémeos dizigóticos. Dos pares de gémeos monozigóticos, 100 por cento demonstraram concordância para a má oclusão de Classe II divisão 2, enquanto quase 90 por cento dos pares de gémeos dizigóticos eram discordantes.

Esta é uma forte evidência para a genética como o principal factor etiológico no desenvolvimento das más oclusões de Classe II divisão 2.

Estes estudos apontam para uma influência genética incontestável, provavelmente autossómica dominante com penetração incompleta e expressividade variável. Também poderia eventualmente ser explicado por um modelo poligénico com expressão simultânea de uma série de traços morfológicos geneticamente determinados (actuando aditivamente), em vez de ser o efeito de um único gene controlador para toda a malformação oclusal.

A controvérsia sobre a etiologia da má oclusão de Classe II divisão 2 surge da incapacidade de apreciar os efeitos sinérgicos da genética e do ambiente na morfologia facial.

Markovic (1992)[148] sublinhou o papel predominante dos factores genéticos na etiologia das más oclusões de Classe II divisão 2.

Estas opiniões não são, evidentemente, incompatíveis se a morfologia, comportamento e posição dos lábios inferiores em relação aos incisivos superiores for considerada como geneticamente determinada ou influenciada. Aspectos da morfologia esquelética e muscular são determinados geneticamente e há algumas provas experimentais recentes de um estudo com gémeos que indicam fortes factores genéticos em certos aspectos do comportamento mastigatório muscular.[2]

Poderia levantar-se a questão de saber se os incisivos laterais superiores anómalos estão ou não associados ao fenótipo de má oclusão de Classe II/2, e por isso partilham factores etiológicos comuns. Basdra et al. mostraram que 13,9% dos indivíduos da Classe II/2 tinham agenesia de incisivos laterais superiores e 7,5% tinham incisivos laterais superiores em forma de pino ou pequenos incisivos laterais superiores. Em contraste, Morrison não encontrou nenhuma das sondas tinha agenesia de ou pequenos incisivos laterais superiores, embora parentes de primeiro grau das sondas de Classe II/2 tivessem frequências de hipodontia e microdontia de outros dentes semelhantes às das sondas II/2. No entanto, as frequências destas anomalias dentárias nas sondas e familiares de primeiro grau não eram significativamente maiores do que as da população em geral. Assim, não é claro se as sondas de Classe II/2 e os seus parentes de primeiro grau estão em risco acrescido de desenvolver hipodontia e/ou microdontia. São necessárias investigações de uma amostra maior de indivíduos e familiares de Classe II/2 para abordar essa questão e possíveis factores etiológicos comuns, incluindo genes associados ao desenvolvimento dentário e hipodontia.

Começou-se com isto quando os marcadores de ADN (polimorfismos de nucleótidos únicos, também referidos como SNPs) em dois genes associados ao desenvolvimento dentário e/ou hipodontia, MSX1, PAX9, AXIN2. RUNX2 e RUNX3 foram investigados em 94 indivíduos caucasianos classe II/2 (31 com hipodontia) em comparação com 89 indivíduos não caucasianos classe II/2 sem hipodontia. Foi identificada uma associação fronteiriça de todos os indivíduos da Classe II/2 com o PAX9 SNP (rs8004560) (p=0,06). Foi também identificada uma associação limítrofe do mesmo rs8004560 PAX9 SNP para indivíduos com Classe II/2 com hipodontia de qualquer dente permanente, excluindo terceiros molares, quando comparados com indivíduos não Classe II/2 sem hipodontia (p=0,08) mas não quando comparados com indivíduos Classe II/2 sem hipodontia (p=0,46). Não foram identificadas associações da Classe II/2 com os genótipos PAX9 rs1955734, MSX1 rs3821949, RUNX2 (rs1406846), RUNX3 (rs6672420), ou AXIN2 (rs7591, rs2240308). Houve uma associação significativa (p=0,0286) para indivíduos da Classe II/2 (com ou sem hipodontia) e o RUNX2 rs6930053 SNP. Contudo, não houve associação de RUNX2 rs6930053 para indivíduos com Classe II/2 que tinham hipodontia de qualquer dente permanente, incluindo terceiros molares, quando comparado com indivíduos sem hipodontia de Classe II/2 (p=0,3858). Isto sugere um ligeiro impacto do PAX9 (ou um locus in linkage-disequilibrium com ele) no desenvolvimento da Classe II/2 com hipodontia, e que o RUNX2 (ou loci genético em linkage- disequilibrium com RUNX2) desempenha um papel no desenvolvimento da Classe II/2 mas não na hipodontia ocasionalmente associada. Estas descobertas e outros marcadores de ADN devem ser investigados num grupo caucasiano maior e noutros grupos étnicos.[3]

Recentemente, Peck *et al.* (1998)[66] declararam que a má oclusão de mordedura profunda de Classe II divisão 2 pode na realidade ser poligénica e aditiva na natureza, através da expressão combinada de componentes anatómicos determinados geneticamente.

O fundo genético no desenvolvimento dentário está a tornar-se progressivamente compreendido. Anormalidades como a falta de dentes, as laterais em forma de cavilha, transposições, supranumerários e impactos estão muito provavelmente ligados a defeitos em certos genes que estão associados ao desenvolvimento dentário.

A má oclusão de Classe II esquelética resulta de uma discrepância sagital da maxila e da mandíbula. De acordo com as observações de McNamara, a má oclusão esquelética de Classe II não é uma entidade única; é antes uma combinação de numerosos componentes esqueléticos. dos quais a protuberância esquelética maxilar constitui uma pequena proporção. Em contraste, a retrusão esquelética mandibular foi o componente mais comum.

Esta descoberta estava de acordo com o relatório de Pancherz que em metade dos pacientes com uma maloclusão de Classe II esquelética foi combinada com uma deficiência mandibular. O retrognatismo mandibular é o principal problema com que os ortodontistas lidam no tratamento das más oclusões esqueléticas de Classe II. A forma de desencadear o crescimento da mandíbula tem sido exaustivamente investigada pelos investigadores.

Assim, concentrámo-nos nos doentes com deficiência mandibular e procurámos encontrar os genes relacionados com este subtipo de maloclusão esquelética de Classe II. O crescimento do côndilo mandibular pode ser regulado por factores mecânicos e factores de crescimento.

Ao alterar o micro-ambiente do côndilo mandibular utilizando a terapia com aparelhos funcionais, os investigadores demonstraram o crescimento do côndilo. No entanto, o efeito de tratamento comprometido é observado em algumas pessoas que respondem mal ao protocolo de tratamento padrão. Uma explicação possível para este fenómeno poderia ser que um forte historial genético ultrapassa as alterações ambientais introduzidas pelo tratamento com aparelho funcional. Assim, para um resultado bem sucedido da terapia com aparelho funcional, é necessária uma avaliação individual para identificar as contribuições relativas dos componentes genéticos e ambientais numa dada má oclusão.

Com base neste conhecimento, é razoável supor que a maloclusão esquelética de Classe II é em parte determinada por variações genéticas. Um tipo destas variações é conhecido como

Polimorfismo de Núcleotide Único (SNP), uma alteração de um único nucleotídeo no genoma. A variação na composição genética leva a várias consequências biológicas, dependendo da sua localização. Os SNPs reguladores e codificadores podem ter funções biológicas particulares. Os SNPs não-sinónimos, na região codificadora, alteram a composição de aminoácidos na proteína que codificam. Os SNPs na região promotora podem alterar o nível de expressão do gene alvo. Em contraste, a compreensão do significado funcional das variantes genéticas localizadas na região não codificadora é limitada.

Cerca de 10 milhões de SNPs foram identificados no genoma humano. Acredita-se que estas variações afectam a forma como um indivíduo desenvolve uma doença específica ou responde a medicamentos e outros agentes específicos. A presença destes SNPs pode ser utilizada como marcadores genéticos para identificar genes que predispõem um indivíduo a doenças complexas nos estudos de associação genética.

Foi identificada uma série de factores moleculares chave que regulam a ossificação endocondral no côndilo mandibular. O factor de transcrição Sox9 promove células estaminais mesenquimais na camada fibrosa para se diferenciarem em condrócitos, que consequentemente sintetiza o colagénio tipo II, a estrutura da matriz da cartilagem. Posteriormente, o Cbfa1, o factor de transcrição expresso em condrócitos e osteoblastos, regula a maturação dos condrócitos e a calcificação da matriz de cartilagem. Também regula os osteoclastos para quebrar a matriz de cartilagem e recruta osteoblastos para depositar tecido ósseo.

A formação de osteoclastos precursores e osteoblastos, que são trazidos pelos novos vasos sanguíneos, é grandemente controlada pelo factor de crescimento endotelial vascular (VEGF).

Esta exposição detalhada descreve os eventos celulares e moleculares que participam no crescimento normal do côndilo mandibular. No caso do modelo de avanço mandibular, a deformação na região temporomandibular induz a expressão do porco-espinho indiano (Ihh), que promove a proliferação de células estaminais mesenquimais e encurta o tempo de rotação. Também desencadeia a expressão da proteína relacionada com a hormona paratiróide (PTHrP), que por sua vez retarda a maturação dos condrócitos e resulta em mais crescimento das cartilagens.

Com a ajuda da tecnologia da matriz genética, torna-se possível adquirir um perfil abrangente da expressão genética na cartilagem condilar mandibular.

Depois de analisar o perfil completo dos genes num modelo animal de crescimento condilar induzido com um 16k Gene Chip, Song et al. descobriram que um painel de genes relacionados com as etapas-chave do crescimento condilar foi significativamente subexpresso, o que incluiu

16 genes envolvidos na condrogénese 23 genes participantes na osteogénese e 10 genes responsáveis pela angiogénese. No sentido biológico, estes genes que participam no cenário de crescimento condilar mandibular podem ser adoptados como candidatos em busca de factores predisponentes genéticos de má oclusão esquelética de Classe II.

A associação de estudos epidemiológicos requer o apoio de provas experimentais do ponto de vista biológico. Os modelos experimentais comummente utilizados para testar a função de uma variante genética incluem sistemas *in vitro* e modelos animais in *vivo*, nos quais são testados os efeitos das variantes genéticas na regulação da expressão do ADN, estabilidade do ARN, e sequência e função das proteínas.

10. Maloclusão de Classe III

MALOCLUSÃO DE CLASSE III

Bui et al (2006)[92] encontraram cinco aglomerados representando subfenótipos distintos de maloclusão de classe III. Os agrupamentos de variáveis reflectiam dimensões anteroposteriores e verticais em vez de estruturas craniofaciais específicas, sugerindo que diferentes genes estão envolvidos no controlo da dimensão versus estrutura.

Os cinco subgrupos ou "Aglomerados de Protótipos" foram descritos como se segue:

(1) mandíbula prognática com cara longa,

(2) deficiência maxilar com diminuição da dimensão vertical (ângulo baixo),

(3) deficiência maxilar com aumento da dimensão vertical (ângulo elevado),

(4) mandíbula de prognóstico suave com dimensão vertical normal, e

(5) uma combinação de mandíbula prognática e deficiência maxilar com dimensão vertical normal.(Bui et al. 2006)[92]

Provavelmente o exemplo mais famoso de um traço genético em humanos que passa por várias gerações é o pedigree do chamado **maxilar Hapsburg.** Este foi o famoso prognatismo mandibular demonstrado por várias gerações da dupla monarquia húngara/austríaca.

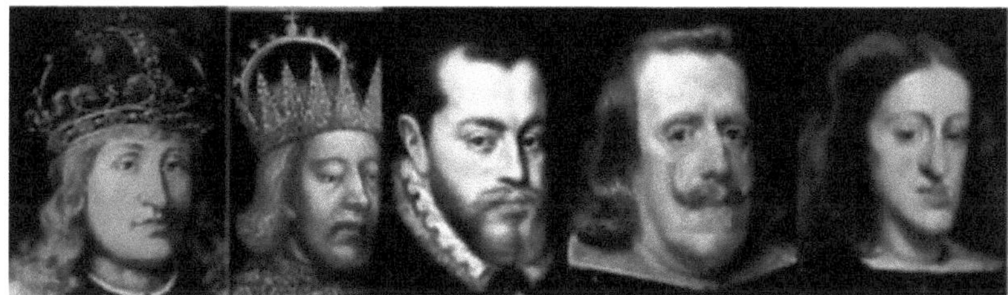

Figura 16 - Mandíbula prognática na família real europeia

Há muito que se sabe que algumas más oclusões esqueléticas de Classe III têm uma história familiar. Muitos dos Hapsburgs, uma famosa família dominante na Europa durante quase seis séculos, tinham mandíbulas inferiores caracteristicamente grandes.

SchulzeandWeise (1965)[149] também estudou o prognatismo mandibular em gémeos monozigóticos e dizigóticos. Relataram que a concordância em gémeos monozigóticos era seis vezes maior do que entre os gémeos dizigóticos.

Ambos os estudos acima referidos relataram uma hipótese poligénica como causa primária do prognatismo mandibular **(Litton et al 1970)**[18] .

Uma má oclusão de classe III resultante de um desequilíbrio esquelético entre as bases maxilares e mandibulares pode resultar de deficiência no crescimento maxilar, crescimento mandibular excessivo, ou de uma combinação de ambos. Vários estudos também destacaram a influência de uma morfologia distinta da base craniana com um ângulo da base craniana mais agudo e uma base craniana posterior encurtada resultando numa posição mais anterior da fossa gleniodiana, contribuindo assim para o prognatismo mandibular **(Singh et al 1997).**[73]

Foram sugeridos vários modelos, tais como autossomal dominante com penetração incompleta, simples recessivo , variável tanto na expressividade como na penetração com diferenças nas diferentes populações raciais **(Kraus et al 1959)**[11] .

Littonet al(1970)[18] realizou uma análise da literatura até essa data e também analisou um grupo de probandos, irmãos e pais com má oclusão de Classe III, e analisou os resultados num esforço para determinar um possível modo de transmissão.

Tanto a transmissão autossómica dominante como a autossómica recessiva foram descartadas e não houve associação com o género (masculino ou feminino).[18]

O modelo do limiar poligénico multifactorial é um modelo poligénico com um limiar de expressão para explicar a distribuição familiar, e a prevalência tanto na população em geral como nos irmãos das pessoas afectadas.

Os tecidos moles não desempenham geralmente um papel na etiologia da má oclusão de Classe III e, de facto, existe uma tendência para a pressão dos lábios e da língua para compensar uma discrepância esquelética de Classe III por retroinclinação dos incisivos inferiores e proclinações dos incisivos superiores.

A herança poligénica implica que há margem para modificações ambientais e muitos estudos familiares e gémeos confirmam isto.

Watnick(1972)[21] estudou 35 pares de gémeos monozigóticos e 35 pares de gémeos semelhantes a vermes dizigóticos utilizando a cefalometria lateral. Concluiu que a análise de áreas unitárias com o complexo craniofacial representa locais de crescimento local e revelou diferentes modos de controlo dentro do mesmo osso.

Algumas áreas, tais como a sínfise lingual, a superfície lateral do ramo e a curvatura frontal da mandíbula estão predominantemente sob controlo genético. Outras áreas, tais como o entalhe antegoniano, são predominantemente afectadas por factores ambientais.

Hughes e Moore (1942)[7] sugeriram que a mandíbula e a maxila estão sob influência separada do controlo genético, e que certas porções de ossos individuais, tais como o ramo, o corpo e a sínfise da mandíbula, estão sob diferentes influências genéticas e ambientais.[7]

As diferenças morfológicas craniofaciais entre pais de pacientes de Classe II e pais de pacientes de Classe III, bem como as correlações pais-filhosas, e os componentes genéticos e ambientais de variação dentro do complexo craniofacial nestas más oclusões. Os resultados mostraram isso mesmo,

- Os pais dos pacientes de Classe II tinham um perfil convexo com um padrão de dentadura do tipo distoclusão, enquanto os pais dos pacientes de Classe III tinham um perfil côncavo com um padrão de dentadura do tipo mesioclusão. Isto sugere que tanto as más oclusões de Classe II como as de Classe III têm uma base genética.

- O padrão esquelético estava mais directamente relacionado com factores genéticos.

- Os dados de correlação pais-filho estavam em bom acordo com o nível esperado sob o modelo poligénico de herança.

- A inclinação dos incisivos superiores, o ângulo goníaco e a altura ramal foram considerados como estando relacionados com factores ambientais.

Os factores genéticos parecem ser heterogéneos, com influências monogénicas (geralmente autossómicas dominantes com penetração incompleta e expressividade variável) em algumas famílias e influências multifactoriais (complexo poligénico) noutras.(Krauss et al.1959)[11] , (Litton et al. 1970)[18] , Wolff et al. (1993)[49] . Isto contribui para a variedade de alterações anatómicas na base do crânio, maxila e mandíbula que podem estar associadas ao "prognatismo mandibular" ou a uma má oclusão de Classe III (Bui et al. 2006)[92] , Singh GD (1999)[73] . A prevalência da maloclusão de Classe III varia entre as raças e pode apresentar características anatómicas diferentes entre as raças (Ishii et al., 2002)[82] . Considerando esta heterogeneidade, e possíveis epistasias (a interacção entre ou entre produtos genéticos na sua expressão) e mesmo epigenética, não é surpreendente que a ligação genética e estudos genéticos candidatos até à data tenham indicado a possível localização dos loci genéticos influenciando esta característica em várias localizações cromossómicas (ver figura 17). Yamaguchi et al. (2005)[91] .

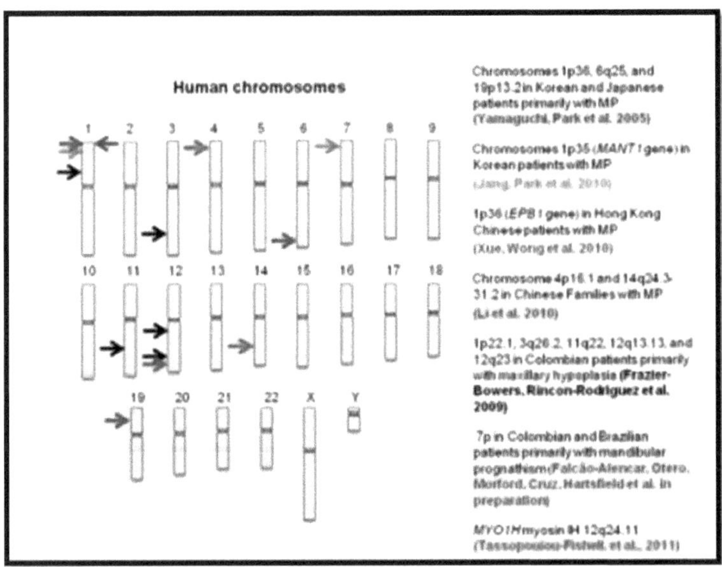

Figura 17- Localização cromossómica de marcadores ligados ou associados à má oclusão de classe III em humanos.

A má oclusão de Classe III esquelética é uma descrição morfológica geral de um grupo diversificado de condições dentofaciais em que os dentes mandibulares são para a frente em relação aos dentes maxilares, resultando numa mordida cruzada anterior ou sub-mordida. O termo esquelético implica que as posições dos dentes são o resultado de relações subjacentes na mandíbula. Este tipo de padrão esquelético oclusal é também referido como verdadeira Classe III ou verdadeira mesioclusão.

Quando um efeito de crescimento é responsável pelo problema do esqueleto Classe III, o efeito pode ser primário e activo, como na acromegalia, onde uma maior produção de hormona de crescimento pituitária actua sobre a cartilagem condilar criando um crescimento mandibular exuberante.

O mapeamento genético recente e a análise de ligação de indivíduos com acondroplasia e acromegalia identificaram alguns dos genes responsáveis. Uma vez que a má oclusão de Classe III esquelética é uma das manifestações destas duas doenças, dá esperança de que os determinantes genéticos do desenvolvimento facial em geral e da deformidade facial em particular sejam melhor compreendidos num futuro próximo.

O advento do Projecto do Genoma Humano dos EUA (HGP) em 1990 concentrou a atenção na construção de mapas genéticos abrangentes para a localização e identificação dos genes subjacentes à susceptibilidade à doença. Este conhecimento cada vez mais detalhado do genoma humano a nível do ADN constitui a base da nossa compreensão da transmissão genética e da acção dos genes.

Estes avanços em biologia molecular e genética humana tornaram possível estudar a genética das doenças craniofaciais com maior precisão. O gene do Factor de Crescimento Insulínico 1 (IGF1), que medeia a hormona de crescimento (GH), que actua no crescimento e desenvolvimento dos ossos e músculos pós-natais, demonstrou em estudos anteriores ser o maior contribuinte no tamanho do corpo em cães pequenos e na raça bovina sintética.

As más oclusões esqueléticas de Classe III são talvez os problemas ortodônticos mais difíceis de diagnosticar e tratar. Uma das razões prováveis para a dificuldade é que a etiologia de uma desproporção maxilar para um indivíduo específico raramente é conhecida. Certamente, não há nada mais essencial no estabelecimento de um plano de tratamento para um paciente com este problema do que a consideração do crescimento futuro.

As decisões de tratamento devem ser baseadas na direcção, quantidade, duração e padrão de crescimento craniofacial e particularmente na sua conclusão.

A etiologia da maloclusão de Classe III esquelética é claramente ampla e complexa. É uma característica multifactorial e poligénica que muito provavelmente resulta de mutações em numerosos genes. A má oclusão de Classe III esquelética pode ocorrer entre vários grupos de pessoas, tais como as que possuem condições sindrómicas com etiologia genética, tais como acondroplasia, acromegalia e síndrome de Crouzon.

O estabelecimento da etiologia genética da má oclusão de Classe III esquelética pode dar esperança de melhorias na gestão de tais pacientes e permitir ao clínico eleger uma intervenção precoce destinada a interceptar o desenvolvimento das más oclusões de Classe III.

A informação genética molecular pode ser utilizada no futuro para prever com precisão as alterações de crescimento a longo prazo, e pode, em última análise, levar à utilização da terapia genética. A compreensão dos factores genéticos específicos que contribuem para o risco de prognatismo mandibular seria um grande avanço na ortopedia dentofacial e reduziria potencialmente a necessidade de cirurgia oral e maxilofacial no tratamento de doentes esqueléticos de Classe III.

As actuais ferramentas tecnológicas têm proporcionado a oportunidade de estudar as origens moleculares e ambientais da maloclusão de Classe III. Estas ferramentas incluem a ligação, mas não estão limitadas a, marcadores SNP (Single Nucleotide Polymorphism), marcadores de micro-satélite, e Tomografia Computadorizada Tridimensional (3-D CT). A informação proveniente destes avanços tecnológicos pode ajudar a compreender melhor o crescimento e desenvolvimento da maloclusão de Classe III.

A fim de compreender completamente a componente genética da má oclusão esquelética de Classe III, é necessário primeiro estabelecer uma definição clara do fenótipo. O fenótipo pode ser pensado como uma expressão clínica do genótipo específico de um indivíduo. inicialmente utilizámos a análise cefalométrica para caracterizar o fenótipo. Após a caracterização do fenótipo, a análise multivariada de variância (MANOVA) é utilizada para distinguir as variações no fenótipo de cada um dos grupos.

O primeiro passo para elucidar os componentes genéticos no desenvolvimento do prognatismo mandibular foi um estudo de ligação do genoma em dois grupos. O genótipo refere-se à composição genética exacta de um organismo, ou seja, ao conjunto particular de genes que possui. Diz-se que dois organismos cujos genes diferem num mesmo locus (posição no seu genoma) têm genótipos diferentes. A transmissão de genes dos pais para os descendentes está sob o controlo de mecanismos moleculares precisos. A descoberta destes mecanismos e das suas manifestações começou com Mendel e compreende o campo da genética. O termo "genótipo" refere-se, então, à informação hereditária completa de um organismo.

A herança de propriedades físicas ocorre apenas como uma consequência secundária da herança de genes (Wikepedia). O Projecto Genoma Humano (HGP) em 1990 concentrou a atenção na construção de mapas genéticos abrangentes para a localização e identificação dos genes subjacentes à susceptibilidade à doença. O conhecimento cada vez mais detalhado do genoma humano a nível do ADN constitui a base da nossa compreensão da transmissão genética e da acção dos genes. O Projecto Genoma Humano mapeou até agora 30.000 genes, e por isso fornece a base para o diagnóstico e terapia genética.

Estes avanços em biologia molecular e genética humana tornaram possível estudar a genética das doenças craniofaciais com maior precisão.

O avanço no campo da genética molecular deve permitir identificar marcadores genéticos relevantes para traços como a má oclusão esquelética de Classe III. A existência de agregação familiar do prognatismo mandibular (MP) sugere que os componentes genéticos desempenham um papel importante na sua etiologia e vários estudos têm-no demonstrado (Litton et al 1970).[18]

11. Heritabilidade das Variáveis Oclusais Locais

HEREDITARIEDADE DAS VARIÁVEIS OCLUSAIS LOCAIS

Tem sido exaustivamente documentado que as medidas do complexo craniofacial esquelético têm instalações moderadas a elevadas, enquanto as medidas das porções dento-alveolares dos maxilares, ou seja, a posição dentária e as relações dentárias são objecto de muito menos atenção na literatura. A percepção popular é que, devido à adaptabilidade da região dentoalveolar quando sujeita a factores ambientais, as más oclusões locais são principalmente adquiridas e espera-se que tenham baixas hereditabilidades.[2] Esta visão é reforçada pela evidência de que algumas variáveis relativas à posição e oclusão dos dentes têm uma influência ambiental mais forte do que a hereditária. Numa análise da natureza versus nutrição na má oclusão, Lundstrom (1984)[139] concluiu que a contribuição genética para as anomalias da posição dentária e da relação maxilar em geral é de apenas 40%, com uma maior influência genética no padrão esquelético do que nas características dentárias.[2]

Evidências de outros estudos, no entanto, poriam em causa esta visão. Num estudo mais recente de King *et al.* (1993)[51] foram examinados os registos do tratamento inicial de 104 pares de irmãos adolescentes, todos os quais receberam posteriormente tratamento ortodôntico. As estimativas de hereditariedade para variações oclusais tais como rotações, mordidas cruzadas e deslocamentos, foram significativamente mais elevadas do que numa série comparável de adolescentes com oclusões naturalmente boas que ocorreram. A explicação oferecida foi que, dados os tipos faciais e padrões de crescimento geneticamente influenciados, os irmãos são susceptíveis de responder a factores ambientais, por exemplo, respiração bucal crónica e redução do stress mastigatório em modas semelhantes. A semelhança das malposições e más oclusões dentárias do par de irmãos pode muito bem ser devido a uma forma craniofacial fundamentalmente semelhante, que é determinada geneticamente. Serão desviadas para respostas fisiológicas comparáveis, levando ao desenvolvimento de maloclusões semelhantes. É também importante lembrar que a morfologia e o comportamento dos tecidos moles têm uma componente genética e têm uma influência significativa na morfologia dentoalveolar. Este conceito é descrito por van der Linden (1966)[140] como o equilíbrio entre as matrizes funcionais internas e externas. Por exemplo, numa má oclusão de Classe II divisão 1, um lábio superior curto e um lábio inferior com tonalidade flácida reduzirá a influência externa e o equilíbrio favorecerá a proclinação dos incisivos superiores.

Por outro lado, um alto nível labial e um comportamento labial mais expressivo tenderão a produzir uma relação incisiva de Classe II divisão 2. Pensa-se que esta matriz externa seja fortemente determinada geneticamente. A matriz interna é determinada principalmente pela postura e comportamento da língua, que pode ser influenciada por factores ambientais, bem como por factores genéticos.[2]

Foi exaustivamente documentado que as medidas do complexo craniofacial esquelético têm uma hereditariedade moderada a elevada, enquanto as medidas das porções dento-alveolares dos maxilares, ou seja, a posição dos dentes e as relações dentárias são objecto de muito menos atenção na literatura.

Devido à adaptabilidade da região dentoalveolar quando sujeita a factores ambientais, as más oclusões locais são principalmente adquiridas e seria de esperar que tivessem poucas instalações heritáceas.

Numa análise da natureza versus nutrição na maloclusão **Lundstrom (1984)**[139] concluiu que a contribuição genética para as anomalias da posição dentária e da relação maxilar em geral é de apenas 40%, com uma influência genética maior no padrão esquelético do que nas características dentárias.

Lundstromstudied 50 pares de gémeos monozigóticos e 50 pares de gémeos dizigóticos e concluiu que a hereditariedade desempenhou um papel significativo na determinação, entre outros factores, da largura e comprimento da arcada dentária, apinhamento e espaçamento dos dentes e grau de sobremordida.[8]

Num estudo recente de **King et al (1993)**[51], foram examinados os registos do tratamento inicial de 104 pares de irmãos adolescentes, todos os quais receberam posteriormente tratamento ortodôntico. As estimativas de hereditariedade para variações oclusais tais como rotações, mordidas cruzadas e deslocamentos foram significativamente superiores às de uma série comparável de adolescentes com oclusões naturalmente boas. A explicação oferecida foi que os tipos faciais geneticamente influenciados e os padrões de crescimento dos irmãos são susceptíveis de responder a factores ambientais, por exemplo, respiração bucal crónica e redução do stress mastigatório, modas semelhantes.

É também importante lembrar que a morfologia e o comportamento dos tecidos moles têm uma componente genética e têm uma influência significativa na morfologia dentoalveolar.[51]

Van der Linden (1966)[140] descreveu o conceito de que, o equilíbrio entre as matrizes funcionais internas e externas existia. Por exemplo, numa má oclusão de Classe II divisão 1, um lábio superior curto e um lábio inferior com tonalidade flácida reduzirá a influência externa e o equilíbrio favorecerá a proclinação dos incisivos superiores. Por outro lado, um alto nível labial e um comportamento labial mais expressivo tenderão a produzir uma relação incisiva de Classe II divisão 2.

Pensa-se que esta matriz externa é fortemente determinada geneticamente. A matriz interna é determinada principalmente pela postura e comportamento da língua que pode ser influenciada por factores ambientais, bem como genéticos.

12. Lábio Fendido e Palato Fendido

GENÓMICA E FENDAS OROFACIAIS

Fendas orofaciais, a malformação craniofacial mais comum ocupa o segundo lugar entre todas as anomalias craniofaciais, entre todas as malformações congénitas que afectam o ser humano. Estas incluem,

1) Lábio fendido e palato fendido

      a) Lábio fendido com ou sem fenda palatina

      b) Apenas palato fendido

2) Fendas medianas

3) Fendas alveolares

4) Fissuras faciais

A etiologia das fissuras orofaciais parece ser complexa com o envolvimento de factores genéticos, ambientais e tetragénicos que complicam o processo.

LÁBIO LEPORINO E PALATO FENDIDO

Factores etiológicos:

1) Desordem monogénica ou de um único gene

2) Herança poligénica ou multifactorial

3) Anormalidades cromossómicas

4) Familiar

5) Predominância do sexo

6) Incidência racial

Perturbações monogénicas ou de um único gene

Aproximadamente metade das síndromes recongnizadas associadas à fissura labial e palatina são devidas a distúrbios genéticos únicos com igual distribuição entre autossómico dominante e autossómico recessivo. O defeito genético único pode dar origem ao padrão Mendeliano de herança, quer de lábio leporino isolado (palato) ou em múltiplas malformações associadas ao lábio leporino com ou sem palato fendido.

<u>Herança poligénica ou multifactorial</u>

Vários genes, cada um com um efeito relativamente pequeno, actuam em concertação com mecanismos de desencadeamento ambiental mal definidos, levando à expressão da anormalidade. Assim, tais casos mostram uma ligeira tendência familiar, mas não confirmam os padrões de herança mendeliana simples.

<u>Anormalidades cromossómicas</u>

As anomalias cromossómicas representam 18% das síndromes de fissuras e estariam invariavelmente associadas a outras malformações, atraso no desenvolvimento e mau prognóstico. As anomalias cromossómicas, nomeadamente a trissomia D e também menos frequentemente a trissomia E, podem causar múltiplas malformações, incluindo a fenda labial (palato).

<u>Familiar</u>

Estudos da família Fogh-Anderson mostraram que os irmãos de pacientes com lábio leporino fendido tinham aumentado a frequência de lábio leporino e palato fendido, mas não tinham aumentado a frequência de palato fendido sozinhos. Os irmãos de doentes com fissura palatina tinham aumentado a frequência da fissura palatina, mas não o CL e o CP.

<u>Predominância do sexo</u>

Nascem mais machos com lábio leporino e palato fendido do que fêmeas e mais fêmeas do que machos têm palato fendido sozinhos.

<u>Incidência racial</u>

A incidência de lábio leporino e palato fendido é maior na população mongolóide, sendo maior do que na população caucasiana, que por sua vez é maior do que na população negróide. Em contraste, as diferenças raciais para o palato fendido ou não são significativas.

Lábio leporino e palato fendido podem ser amplamente categorizados como,

1) CLP/CP não sindrómico

2) CLP/CP sindrómico

3) CP isolada sindrómica

4) CP ligado ao sexo (CPX)

5) Lábio fendido cicatrizado congénito (CHCL)

<u>CLP/CP não sindrómico</u>

O CLP/CP não sindrómico nos seres humanos parece ser etiologicamente distinto e ainda constituir a maioria de todas as classes com distúrbios de fendilhação.

Vários factores de transcrição e factores de crescimento estão envolvidos em fendas lábio/palato esquerdo não sindrómicas onde as mutações nestes factores resultam na desordem.

TRANSCRIPTION FACTORS	
Genes	Loci
Homeobox genes	
Muscle segment(MSX1)	4p16.1
Lim Homeobox(Lhx8)	4q25-31
Bar class(Barx)	11q25
Distal less(Dlx2)	2q32
Other Genes	
Endothelin 1	6p23-24
Glutamate Decarboxylase(GAD 67)	2q31

Quadro 2 - factores de transcrição (localizações do gene no cromossoma)

GROWTH FACTORS	
Genes	Loci
Transforming Growth Factor α (TGF α)	2p11-13
Transforming Growth Factor β (TGF β)	14q23-24
Retinoic Acid Receptor Alpha (RARA)	17q21
GABA Receptor β 3 (GABRB3)	15q11.2-12
B-cell leukemia/ Lymphoma (3 BCL3)	19q13
Jagged 2 (Jagg2)	14q32
Apolipoprotein C II (APOC2)	19q13.1

Quadro 3 - localização dos factores de crescimento e dos diferentes receptores nos cromossomas

<u>CLP sindrómico</u>

Mais de 300 síndromes são conhecidas por terem fendas no lábio ou paladar como uma característica associada. Como em todas as síndromes clinicamente reconhecíveis, os casos de CLP ou CP sindrómicos podem ser amplamente subdivididos em,

1) Aqueles que ocorrem como parte da desordem Mendelian caracterizada (defeitos de um único gene)

2) As que resultam de anomalias estruturais dos cromossomas

3) Sindromes associados a conhecidos Teratógenes

4) Aqueles cujas causas permanecem obscuras e, portanto, não estão actualmente caracterizadas.

Uma das perturbações autossómicas humanas dominantes mais comuns associadas à CLP é a síndrome de van der Woude. Algumas das síndromes associadas com o LTC são,

1) Síndrome de Pierre Robin

2) Síndrome de displasia etodérmica CLP (CLPED-1)

3) Ectrodactilia, displasia ectodérmica, fenda orofacial (síndrome CEE)

PC sindrómico

Para além da CLP sindrómica, também foram feitos progressos na elucidação dos mecanismos genéticos por detrás de várias causas sindrómicas de CP isoladas. Algumas das síndromes associadas à PC são,

1) Disostose mandibulofacial (síndrome de Treacher Collins)

2) Holoprosencefalia, tipo-3

3) Síndrome de Stickler

CP ligado ao sexo (CPX)

a forma de palato fendido (CPX) ligada ao sexo (X) e uma doença associada à anquiloglossia pode ocorrer devido a mutações num determinado gene → T Box 22. Os genes T-Box são membros de uma família de reguladores de transcrição que partilham um domínio de ligação ao ADN comum, a caixa T. através da análise silico identificou os loci genéticos no cromossoma Xq12-q21.

Seis mutações diferentes identificadas, incluindo missense, splice site e non sense nas famílias de genes TBX22 que segregam o palato fendido em X e a anquiloglossia.

Lábio fendido cicatrizado congénito (CHCL)

CHCL é uma anomalia invulgar que consiste numa cicatriz paramediana do lábio superior com aparência sugestiva de lábio leporino típico corrigido in utero. É normalmente associada a uma entalhadura ipsilateral na borda do vermelhão e uma narina colapsada. esta condição é mais comum entre os homens e afecta preferencialmente o lado esquerdo. Sugerem ainda uma predisposição familiar para este fenómeno e podem resultar de uma fusão defeituosa do processo frontonasal e maxilar ou de uma fenda aberta com cicatriz visual reparada espontaneamente mais tarde no desenvolvimento.

CLEFES MEDIANOS

A verdadeira fenda mediana do lábio ocorre com agenesia prémaxilar e falha de conclusão do nariz. Fendas medianas podem ocorrer com holoprosencefalia ou podem ocorrer como uma malformação isolada (Cohen 1997). Outros tipos de fissuras medianas estão associados a síndromes como por exemplo,

1) Síndrome de Treacher Collins

2) Displasia de Stickler

FISSURAS ALVEOLARES

As fissuras alveolares estão associadas à síndrome oral-facial-digital.

13. Correlação genética em diferentes síndromes

CORRELAÇÃO GENÉTICA EM DIFERENTES SÍNDROMES

As más oclusões com graves discrepâncias esqueléticas podem ser acompanhadas por uma síndrome genética. Algumas das síndromes genéticas são conhecidas por influenciar o desenvolvimento do complexo craniofacial. As aberrações cromossómicas, deficiências, transposições, rupturas, supressões ou ampliações conduzem geralmente ao desenvolvimento anormal do primeiro arco branquial.

Esta situação genética resulta em micrognatia, maloclusões, assimetria facial e fendas orais, oligodontia e outras doenças dentofaciais acompanhadas de diferentes tipos de deformidades e deficiências em outras partes do corpo.

Síndrome de Crouzon

- **A Síndrome de Crouzon** é uma desordem genética conhecida como síndrome do arco branquial.

- GÉNEROS INVOLVIDOS: Sabe-se que dois genes estão associados à síndrome de Crouzon, *FGFR2 e FGFR3.*

- O *gene FGFR2* é o gene *mais comum* associado à síndrome de Crouzon.[110]

- A síndrome de Crouzon é uma *condição autossomal dominante.*

- Especificamente, esta síndrome afecta o primeiro arco branquial (ou faríngeo), que é o precursor da maxila e da mandíbula. Uma vez que os arcos branquiais são importantes características de desenvolvimento num embrião em crescimento, as perturbações no seu desenvolvimento criam efeitos duradouros e generalizados.

- As malformações do rosto conferem à doença as suas características

- A face é achatada e por vezes côncava.

- A olhos globulares dão ao paciente uma aparência de sapo como ' sapo '. Esta aparência deve-se à hipoplasia da maxila, do osso malar e do telhado orbital, resultando na redução do tamanho das cavidades orbitais.

- Exopthalmos, o sinal cardinal é constante & frequentemente marcado

- O estrabismo divergente ou a convergência defeituosa é frequente.

- O hipertelorismo pode estar presente.

- Aspecto de bico de papagaio do nariz por causa da retrusão maxilar.

- O mal posicionamento dentário é comum, por vezes com dentes supranumerários ou anormais 'peg-top'.

- O paladar é alto, arqueado, estreito e pontiagudo. [110]

A síndrome de Crouzon com acantose nigricans resulta de uma mutação no gene FGFR3 mostrado na fig. - 18.

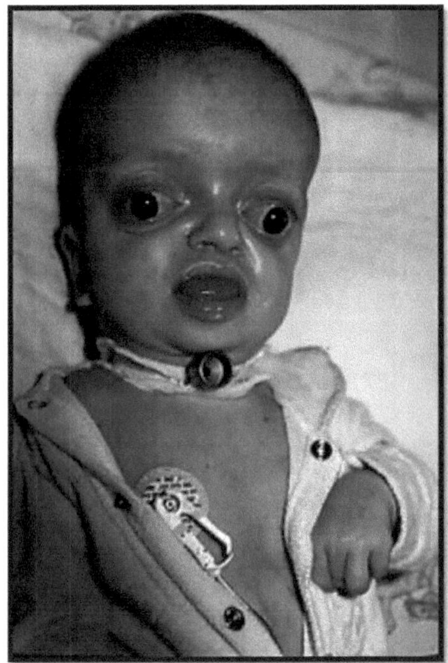

Figura 18- Síndrome de Crouzen

Síndrome de Apert

- O gene envolvido é FGFR2 (fibroblasto receptor do factor de crescimento 2).
- FGFR2 está localizado no cromossoma 10 ,CHROMOSOMAL LOCATION: 10q26
- INHERITANCE: Efeito da idade paterna dominante autossómico
- VARIANTADORES ALÉLICOS: não indicado
- DIAGNÓSTICOS PRÉ-NATAIS: Mutação FGFR2, S252W (176943.0010) ou P253R,

- foi encontrado no exon IIIa (exon U ou 7); ensaio baseado em PCR, ARMS (sistema de mutação refractária de amplificação), para determinar a fase do alelo mutante e os polimorfismos naturais presentes nos introns que flanqueiam a mutação Apert: S252W (934C-G) e P253R (937C-G).[110]

- A síndrome de Apert, praticamente sinónimo de acrocefalia, é uma desordem congénita. É classificado como uma <u>síndrome de arco branquial</u> e afecta especificamente o primeiro <u>arco branquial (ou faríngeo)</u>, que é o precursor da <u>maxila</u> e da <u>mandíbula.</u> Uma vez que os arcos branquiais são importantes características de desenvolvimento num <u>feto</u> em crescimento, as perturbações no seu desenvolvimento criam efeitos duradouros e generalizados mostrados na fig. - 19. [110]

NOTA: a fissura palatina era significativamente mais comum nos doentes com S252W

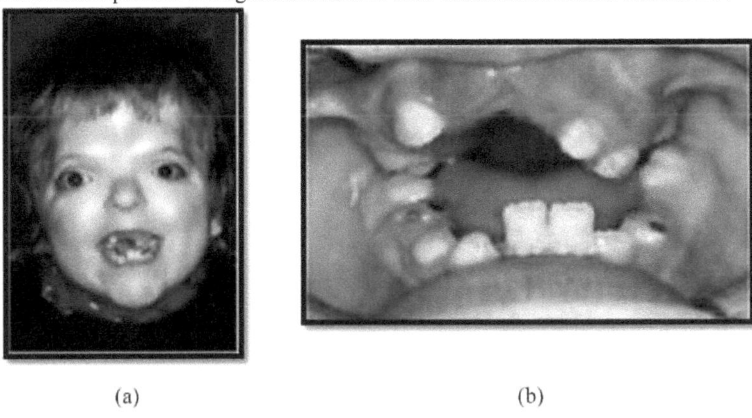

(a)   (b)

Figura 19- Síndrome da abertura (a) visão extra oral (b) visão intra oral

Síndrome de Pfieffer

GÉNEROS ENVOLVIDOS: fibroblasto receptor-1 (FGFR1; 136350), fibroblasto
receptor-2 do factor de crescimento (FGFR2; 176943)
LOCALIZAÇÃO CROMOSOMAL: 10q26, 8p11.2-p11.1
INHERITANCE: Autosomal dominante.[110]

Muitas das características faciais da síndrome de Pfeiffer resultam da fusão prematura dos ossos do crânio. A cabeça é incapaz de crescer normalmente, o que leva a olhos salientes e largos, um maxilar superior subdesenvolvido, e um nariz bicudo. Cerca de 50% das crianças com síndrome de Pfeiffer têm perda de audição <u>(perda de audição com síndromes craniofaciais)</u>, e os problemas dentários são também comuns, como mostra a figura - 20 e figo - 21 .

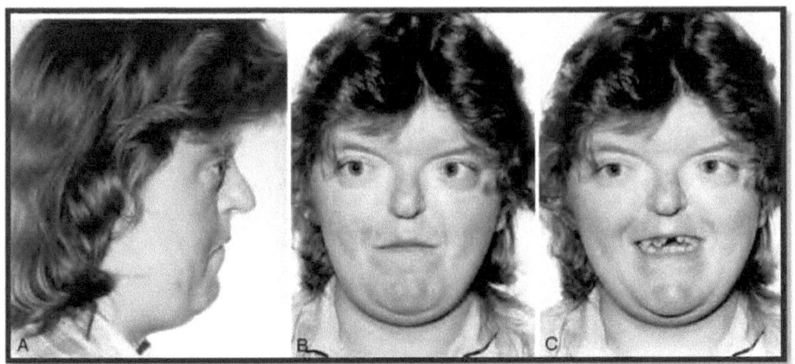

Figura 20 - Síndrome de Pfeiffer vista oral extra de (A) a (C)

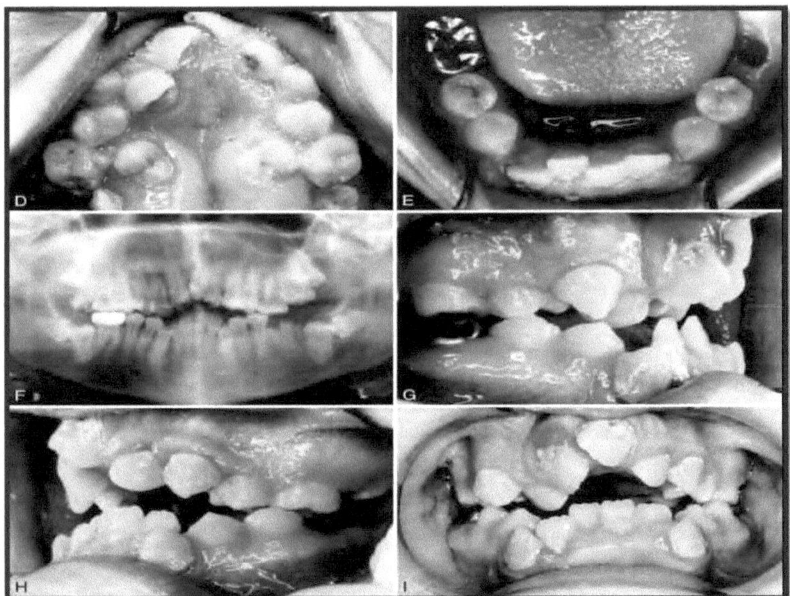

Figura 21 - Síndrome de Pfeiffer vista intraoral de (D) a (I)

SÍNDROME DE COLINS-FRANCESCHETTI TRAIÇOEIRO

A síndrome de Treacher Collins (também conhecida como **síndrome de Franceschetti-Zwahlen-Klein** ou **disostose mandibulofacial**) é uma doença genética rara caracterizada por deformidades craniofaciais. A síndrome de Treacher Collins é encontrada em 1 em cada 10.000 nascimentos.

GÊNERO INVOLVIDO: Uma das causas conhecidas desta síndrome é uma mutação no TCOF1gene,

LOCALIZAÇÃO DO CROMÓSOMO: no cromossoma 5-q32-q33.1.

A proteína codificada por este gene chama-se *treacle* e foi feita a hipótese de ajudar na classificação da proteína durante determinadas fases do desenvolvimento embrionário, particularmente a das estruturas da cabeça e do rosto. A desordem é herdada num padrão autossómico dominante.

As características físicas típicas incluem olhos inclinados para baixo, um pequeno maxilar inferior, e orelhas malformadas ou ausentes, como mostra a fig. - 22.

DIAGNÓSTICOS PRÉ-NATAIS: Sondas polimórficas estreitamente ligadas ao locus TCOF1 para o diagnóstico pré-natal da síndrome de Treacher Collins no feto de um pai afectado. Foi utilizada uma amostra de vilosidades coriónicas como fonte de DNA fetal. O feto em risco, o seu pai e meia-irmã partilhavam o mesmo haplótipo, indicando uma probabilidade muito elevada de que o feto tivesse herdado o gene TCOF1. O exame ultra-sonográfico às 20 semanas de gestação confirmou o diagnóstico.

HEAD AND NECK :: [facies]: Hipoplasia malar

[olhos]: Slant anti-mongolóide, coloboma da pálpebra inferior, ausência parcial de pestanas inferiores

[orelhas]:]: Microtia, Perda auditiva condutiva

[boca]: Fenda palatina, Hipoplasia mandibular, Macrostomia[118]

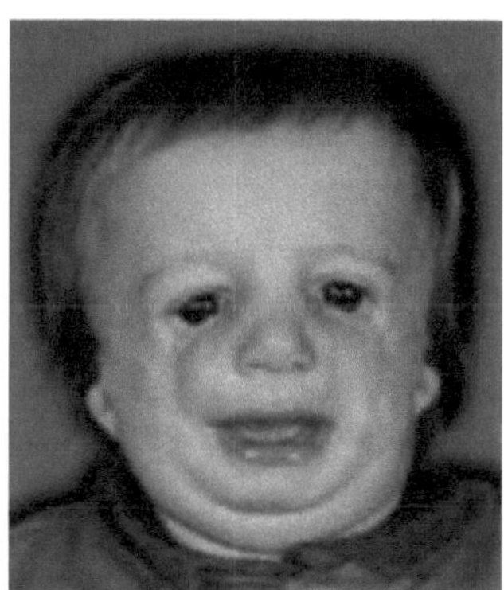

Figura 22 - Síndrome de Treacher Collins

Síndrome de Downs (Trissomia 21)

- Incidência - 1 em 600-700.
- A maioria dos casos de trissomia do cromossoma 21 são causados por não disjunção, resultando num cromossoma extra.
- O crânio é braquicefálico com occipício plano e testa proeminente.
- Os seios frontais, esfenoides ausentes e o seio maxilar são hipoplásicos.
- Língua de tecido, Macroglossia.
- Postura de boca aberta
- A largura e comprimento palatino são significativamente diminuídos, úvula bífida, lábio leporino e palato fendido como mostra a fig. - 23.
- Erupções retardadas, hipodontia, microdontia, malformações da raiz da coroa.
- Desarmonias oclusais, mordidas cruzadas posteriores, apertognathia, apinhamento dentário anterior grave.
- Hipoplasia anteroposterior maxilar (54% dos pacientes com DS têm tendências de Classe III de Angle);
- Hipoplasia transversal maxilar (65% dos doentes com DS têm mordidas cruzadas posteriores);
- Ausência congénita de dentes (20 vezes mais frequente em doentes com SIDA do que na população em geral);
- Discrepância do tamanho dos dentes (elevado grau de frequência de interferência com a coordenação interarquial ideal);
- Mordida aberta (interferindo com a mastigação adequada);
- Dentes impactados (10 vezes mais impactes caninos do que a população não-DS);

- Dentes transpostos (15% com transposições Mx.C.P1, em comparação com 0,3% na população em geral);
- Impulso da língua e postura protrusiva da língua (hipotonicidade muscular e frouxidão articular estão frequentemente presentes exigindo terapia da fala e miofuncional);
- Excesso gengival e infecção periodontal;
- Dificuldades de mastigação que levam a frequentes episódios de asfixia.[119]

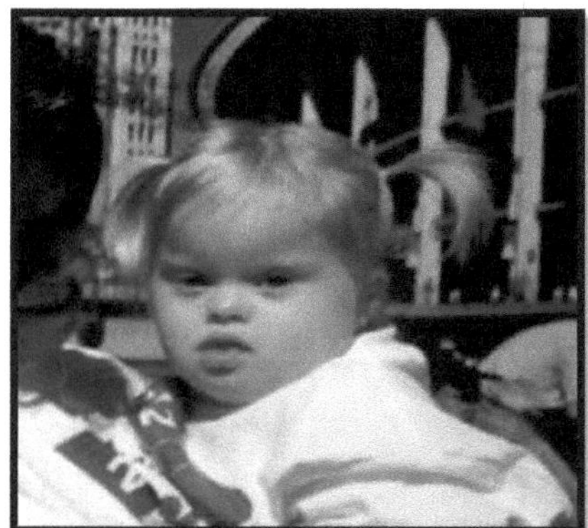

Figura 23 - Síndrome de Downs

ACRONDROPLASIA

- GÉNEROS INVOLVIDOS: gene receptor-3 do factor de crescimento fibroblasto (FGFR3;134934)
- LOCALIZAÇÃO CROMOSOMAL: 4p16.3.
- INHERITANCE: Autosomal dominante com penetração total , 80% casos novos
- mutações , Efeito da idade paterna, Mutações no gene FGFR3 ({134934}), >99%
- G380R
- VARIANTADORES ALÉLICOS: não indicado
- DIAGNÓSTICO PRENATAL: 1 PCR e 1 resumo de restrição de homozigotos ACH em
- famílias em risco e nas quais os pais são heterozigotos para
- Alelo 1138A ou 1138C
- MODELO ANIMAL: rato - distribuição de transcrições

RESUMO CLÍNICO:
- CABEÇA E PESCOÇO :: [crânio]: , Megalencefalia , Megalencefalia , Foramen magnum stenosis ,
- [rosto]: , Hipoplasia facial média , Ponte nasal baixa ,
- [orelhas]: Otite média recorrente na infância e na infância , Perda auditiva condutiva

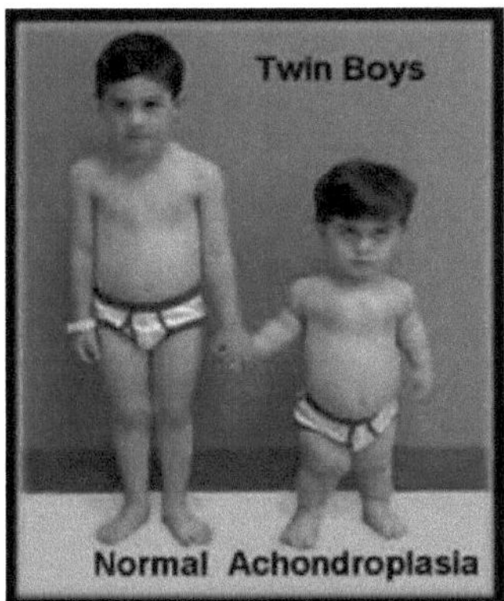

Figura 24 - Gémeos gémeos um sofre de acondropasia e outro é normal

SÍNDROME DE BECKWITH-WIEDEMANN

- GÉNEROS ENVOLVIDOS: gene p57(KIP2) (CDKN1C; 600856) (colagénio X)
- LOCALIZAÇÃO CROMOSOMAL: 11p15.5, 11pter-p15.4
- INHERITANCE: Autosomal dominante. Muitos esporádicos. Impressão a 11p15,5
- DIAGNÓSTICO PRENATAL: citogenética
- MODELO ANIMAL: gene p57(KIP2) (CDKN1C; 600856) em ratos
- RESUMO CLÍNICO:
- CABEÇA E PESCOÇO :: [Cranium] Metopic ridge, Large fontanelle, Prominent occiput
- [Características faciais grosseiras
- [Proeminente
- [orelhas]: Rugas lineares, dobras do lóbulo da orelha, reentrâncias helicoidais

posteriores

- [Macroglossia

- PREDISPOSIÇÕES: Tumor Wilms, Hepatoblastoma, Carcinoma Adrenal Gonadoblastoma
- [Cardiomiopatia, Cardiomegalia: Idade óssea avançada

SÍNDROME DE LARSEN

- GÊNERO INVOLVIDO: FLNB e mutação no gene B3GAT3 (606374)
- LOCALIZAÇÃO DO CROMÓSOMO : no cromossoma 11q12.3.
- CARACTERÍSTICAS CLÍNICAS: A síndrome de Larsen é uma osteocondrodisplasia caracterizada por grandes deslocamentos das articulações e anomalias craniofaciais

características.

- As características cardeais da condição são deslocamentos da anca, joelho e articulações do cotovelo, com deformidades do pé equinovaro ou equinovalgus. Os dedos em forma de espátula, mais marcados no polegar, estão também presentes.
- As anomalias craniofaciais incluem hipertelorismo, proeminência da testa, uma ponte nasal deprimida, e uma face média achatada.
- Fenda palatina e baixa estatura são frequentemente características associadas.
- As anomalias da coluna vertebral incluem escoliose e cifose cervical. A perda de audição é uma complicação bem reconhecida.[124]

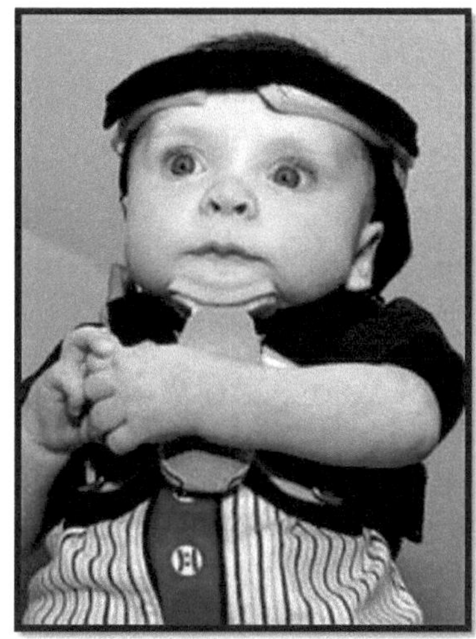

Figura -25 Síndrome de Larsen

- **SÍNDROME DE PIERRE ROBIN**
- GÉNERO INVOLVIDO: SOX 9 gene
- localização do CD-ROM: <u>17q24.3-q25.1</u>
- CARACTERÍSTICA CLÍNICA:

A sequência de Pierre Robin é uma anomalia craniofacial que compreende hipoplasia mandibular, palato secundário fendido e glossoptose, levando a apneia obstrutiva com risco de vida e dificuldades de alimentação durante o período neonatal.[120]

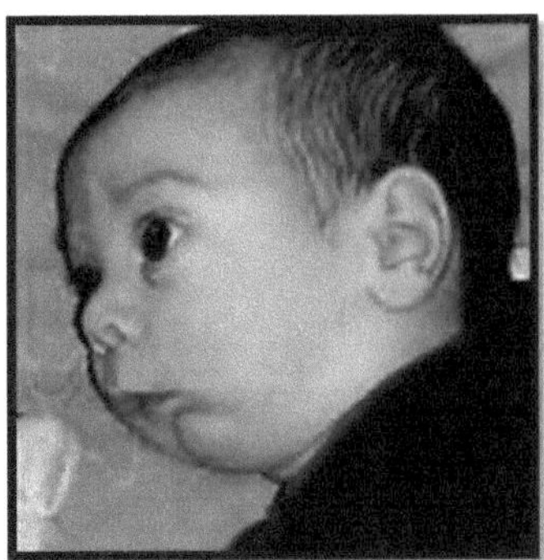
Figura-26 Pierre Robin sendrome

SÍNDROME DE BINDER

- GÉNERO ENVOLVIDO: As análises citogenéticas mostraram um novo cromossoma supranumerário de pequeno anel com uma região pericentromérica do cromossoma 5 em todos os linfócitos.
- LOCALIZAÇÃO DO CROMÓSTICO: 5p14.1q11.1.
- CARACTERÍSTICA CLÍNICA:
- Binder (1962) descreveu uma síndrome de displasia maxilonasal caracterizada por um nariz curto com nariz plano com uma ponte plana, uma columela curta, um ângulo nasolabial agudo, uma planicidade perialar, um lábio superior côncavo e uma tendência para uma maloclusão de classe III de ângulo.
- As características críticas da síndrome parecem ser hipoplasia facial média, falta de espinha nasal anterior, e maloclusão.[113]

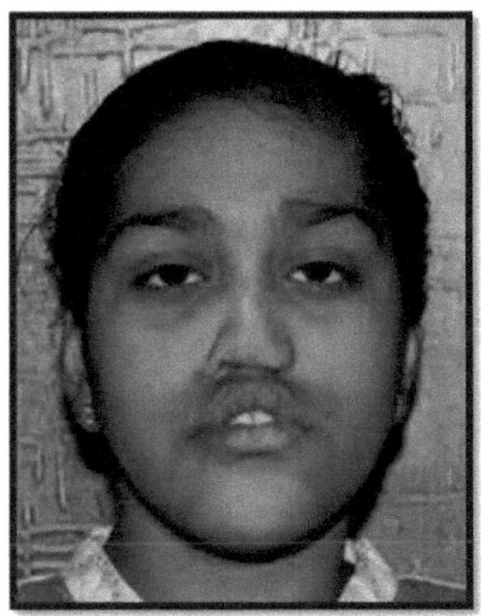

Figure - 27 Binder syndrome

DISPLASIA CLEIDOCRANIANA

- GÉNEROS ENVOLVIDOS: factor de transcrição CBFA1 600211.
- LOCALIZAÇÃO CROMOSOMAL: 6p21
- INHERITANCE: Autosomal dominante
- DIAGNÓSTICO PRENATAL: não indicado
- MODELO ANIMAL: Sillence et al. (1987) descreveram a displasia cleidocraniana em ratos. A alteração foi induzida por radiação e herdada como um autossómio dominante com expressividade variável mas com penetração quase completa. Selby et al. (1993) investigaram as interacções entre 2 genes não ligados causando uma displasia semidominante do esqueleto em ratos: displasia cleidocraniana (Ccd) e 'dígitos curtos' (Dsh). Cada mutante é um homozigoto letal.
- RESUMO CLÍNICO:
- CABEÇA E PESCOÇO ::
- [cabeça]: Braquicefalia, cabeça Arnold
- [facies]: Hipoplasia Midfacial
- [boca]:Erupção retardada de dentes decíduos, Erupção retardada de dentes permanentes .Dentes supranumerários
- NOTA: A picnodisostose (265800) e a displasia mandibuloacral (248370) são perturbações a serem consideradas no diagnóstico diferencial.[112]

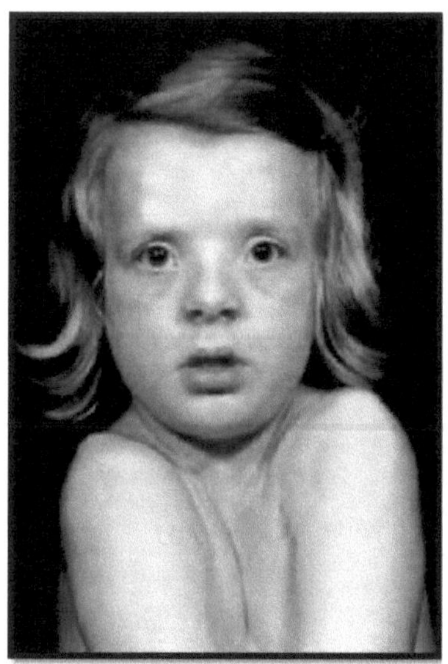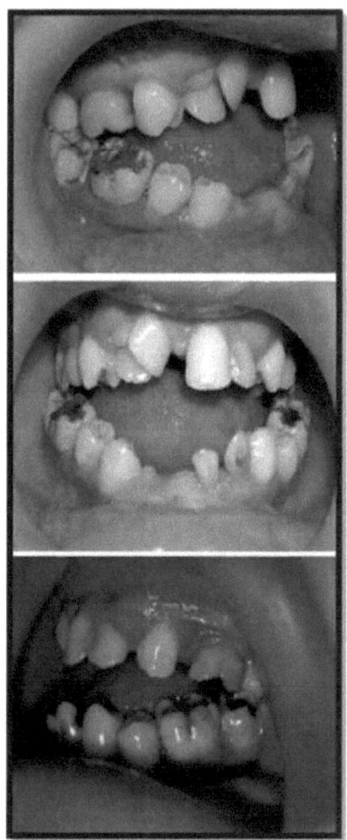

Figura -28 Displasia craniana de Cleido(visão externa) e intraoral

SÍNDROME DE KLINEFELTER
GÊNERO INVOLVIDO:

O gene LDOC1 é um conhecido regulador do caminho mediado pelo factor nuclear para a apoptose através da inibição do factor nuclear kappa B (NF-kappaB). Além disso, o gene 1 (MZF-1) do mielóide de zinco do factor de transcrição demonstrou interagir com o LDOC1 e melhorar a actividade do LDOC1 favorecendo a apoptose.

CARACTERÍSTICA CLÍNICA:

A síndrome de Klinefelter (KS) resulta de um cromossoma X extra, que se deve ao fracasso da segregação cromossómica normal durante a meiose.

Os doentes com KS têm ginecomastia, pequenos testículos, e azoospermia.

A apoptose é um mecanismo responsável pela regulação normal da espermatogénese.[122]

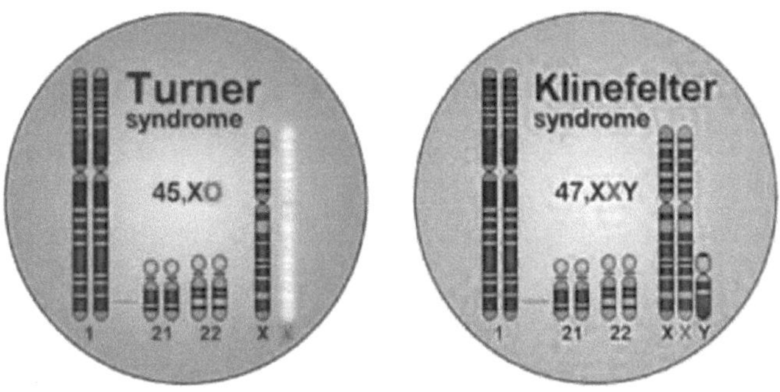

Figura - 29 Karótipo de síndrome de Turner e síndrome de klinefelter

SÍNDROME DO BLOOM

- GÉNEROS ENVOLVIDOS: Múltiplas quebras cromossómicas aparentemente inespecíficas, alta taxa de troca cromatídica irmã (SCE) Aumento da quebra cromossómica Hipertrigliceridemia ligase de ADN I anormal SCE normal em heterozigotos
- LOCALIZAÇÃO CROMOSOMAL: 15q26.1
- INHERITANCE: Autosomal recessivo
- VARIANTES ALÉLICAS:
  .0001 SÍNDROME DE FLORAÇÃO [BLM, 6-BP DEL/7-BP INS]
  .0002 SÍNDROME DE FLORAÇÃO [BLM, 3-BP DEL, 631CAA]
  .0003 SÍNDROME DE FLORAÇÃO [BLM, ILE843THR]
- RESUMO CLÍNICO:
- CABEÇA E PESCOÇO ::
- [facies]: Hipoplasia malar, fina,
- [nariz]: Grande,
- [cabeça]: Dolichocefalia,
- [voz]:]: Altamente aguçado,
- [mandíbula]: Pequeno
- PREDISPOSIÇÕES: Infecções com risco de vida, Predisposição para neoplasia (tumor de Wilm), Tendência para diabetes mellitus, Telangiectasia eritema sensível à luz solar

CONDRODISPLASIA PUNCTATA

- GÉNEROS ENVOLVIDOS: sinal de mira peroxisomal tipo 2 (PTS2), e receptor PEX7 O gene (601757), condrodisplasia punctata rizomélica (RCDP2) mostra deficiência da enzima acyl-CoA:dihydroxyacetonefosphate acyltransferase (DHAPAT;

602744). O gene arilsulfatase E (ARSE; 300180), (RCDP3) é causado por mutações no gene alkyldihydroxyacetonefosfato sintetase (alquil-DHAP synthase) (AGPS; 603051). Tipo 1 RCDP (215100) resulta de um defeito no gene PEX7 (601757). No tipo 2 RCDP (RCDP2; 222765), existe uma deficiência isolada de DHAP acyltransferase (602744).

- LOCALIZAÇÕES CROMOSOMAIS: 6q22-q24, Xp22.3, CDPX2: Xp11.23- p11.22, RCDP3: 2q31
- VARIANTES ALÉLICAS: 86

DISPLASIA DIASTRÓFICA

- GÉNEROS ENVOLVIDOS: Um defeito no transporte de sulfato foi demonstrável em fibroblastos de um doente com DTD. Hastbacka et al. (1994) referiam-se ao gene como DTDST. O gene DRA (126650), clonado por hibridação subtractiva do cólon normal e do carcinoma do cólon, mostra uma forte semelhança de sequência ao longo de todo o seu comprimento com um gene transportador de sulfato no rato e, portanto, pode ter um papel no transporte do sulfato (3 mutações descritas).
- LOCALIZAÇÃO CROMOSSOMÁTICA:
- INHERITANCE: Autosomal recessivo
- VARIANTES ALÉLICAS:
  .0001 DISPLASIA DIASTRÓFICA [SLC26A2, 1-BP DEL, 1751A]
  .0002 ATELOSTEOGÉNESE, TIPO II [SLC26A2, ARG279TRP]
  .0003 ATELOSTEOGÉNESE, TIPO II [SLC26A2, GLIC255GLU] .0004
  ATELOSTEOGÉNESE, TIPO II [SLC26A2, ALA715VAL] .0006
  ACONDROGÉNESE, TIPO IB [SLC26A2, ASN425ASP]
  .0007 ACONDROGÉNESE, TIPO IB [SLC26A2, GLY678VAL] .0008
  ACONDROGÉNESE, TIPO IB [SLC26A2, VAL340DEL] .0009 DISPLASIA
  DIASTRÓFICA, VARIANTE FOLIAR ÓSSEA AMPLA [SLC26A2,GLN454PRO]
  - RESUMO CLÍNICO:
  CABEÇA E PESCOÇO ::
  [HEENT]: Normocefalia Lesões císticas neonatais do pináceo Cartilagem auricular hipertrófica Ossificação do pináceo Fenda palatina do pináceo

SÍNDROME DE DIGEORGE

- GÉNEROS INVOLVIDOS: gene do dedo de zinco ZNF74,
  O gene TUPLE1 (TUPLE-like enhancer of split gene-1; 600237) é um candidato

atraente para as características centrais da síndrome.

Este putativo factor de transcrição mostra a homologia ao factor de transcrição da levedura TUP, e ao potenciador de divisão de Drosophila. Contém 4 domínios WD40.

- LOCALIZAÇÃO CROMOSOMAL: 22q11
- INHERITANCE: Autosomal dominante, possivelmente uma síndrome genética contígua Uma explicação para a grande variação no fenótipo seria a necessidade de mais de 1 defeito genético para produzir a versão grave. Normalmente (90%) eliminação do cromossoma 22q11.2, 1/3 dos quais são detectáveis citologicamente Alguns casos têm defeitos noutros cromossomas, por exemplo 10p13, 18q21.33, e 4q21.3-q25. Normalmente esporádicos, resultantes da eliminação de novo 22
- MODELO ANIMAL: homologia da sintonia entre uma região de 150-kb no cromossoma 16 do rato e a porção de 22q11.2 mais frequentemente eliminada na síndrome de DiGeorge e VCFS. Identificaram 7 genes, todos eles transcritos no embrião inicial de rato. a clonagem e expressão tecidual de um homólogo humano do gene Drosophila 'dishevelled' (601225), um gene necessário para o estabelecimento de segmentos embrionários de mosca. A região não traduzida de 3-prime do gene foi posicionada dentro da região crítica do DGS e verificou-se que foi eliminada em pacientes com DGS. Os autores declararam que o gene pode estar envolvido na patogénese do DGS. a clonagem de um gene, a que se referiam como DGCR6 (601279), da região crítica do DGS. A proteína putativa codificada por este gene mostra a homologia com a proteína Drosophila melanogaster gonadal (gdl) e com a cadeia gama-1 da lamina humana (150290), que mapeia o cromossoma 1q31.
- RESUMO CLÍNICO:
  CABEÇA E PESCOÇO ::
  [orelhas]: : Orelha baixa [orelhas]: [orelhas] curtas: Pinhão dobrado anormal, Surdez
  [olhos]: Telecanto, fissuras palpebrais curtas, olhos inclinados para cima/para baixo
  [nariz]: Nariz bulboso, Ponta nasal quadrada, Philtrum curto
  [boca]: Boca pequena, fenda palatina submucosa ou aberta, lábio leporino fendido
  [voz]: : Discurso hipernasal
- PREDISPOSIÇÕES: Susceptibilidade à infecção
- NOTA: O acrónimo CATCH22 deriva da frase Catch 22, que foi usada por Joseph Heller como título do seu livro.

SÍNDROME DE EHLERS-DANLOS

- GÉNEROS ENVOLVIDOS: COL5A1 (120215) e COL5A2 (120190), colagénio tipo

III (COL3A1; 120180), proteoglicano de sulfato de dermatano

- LOCALIZAÇÃO CROMOSOMAL: 2q31, 9q34.2-q34.3
- INHERITANCE: Autossomal genético-heterogeneidade dominante provavelmente
- RESUMO CLÍNICO:

CABEÇA E PESCOÇO ::

[olhos]: Desinserção da retina

[pele]: Pele frágil Facilidade de contusões Cigarros-cicatrizes de papel Pele solta Pele aveludada

- NOTA:

EDS I, ou tipo gravis, é a forma clássica severa.

EDS II (130010), ou tipo mitis, é a forma clássica suave.

EDS III (130020) é a forma de hipermobilidade benigna.

EDS IV (130050, 225350) é do tipo arterial, ecquimótico ou Sack.

EDS V (305200) é a forma ligada a X.

EDS VI (225400) é a forma devido à deficiência de lisil hidroxilase.

EDS VII (225410) é a forma devido à deficiência de procollagen protease.

EDS VIII (130080) é o formulário com periodontose de acompanhamento.

EDS IX (304150) é a forma com chifres occipitais.

EDS X (225310) é a forma com um possível defeito de fibronectina. EDS XI (147900) é a síndrome de instabilidade da articulação familiar.[116]

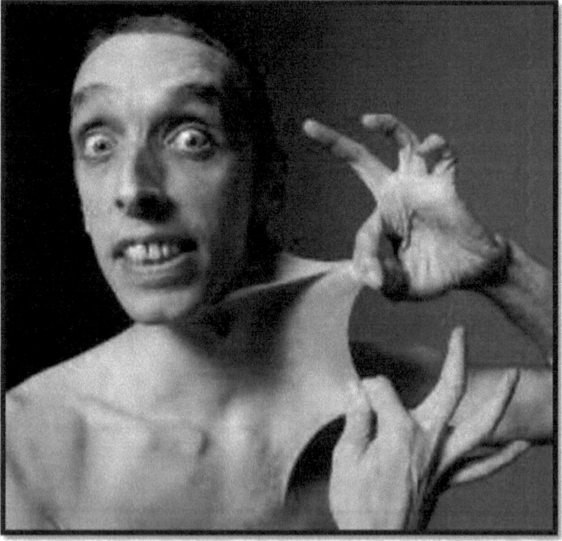

Figura -30Síndrome de Ehlers danlos

SÍNDROME DE MARFAN

- GÉNEROS ENVOLVIDOS: gene da fibrilina-1 (134797)
- LOCALIZAÇÃO CROMOSOMAL: 15q21.1
- INHERITANCE: Autosomal dominante, Cerca de 25% dos casos devido a novas mutações em
  FBN1
- DIAGNÓSTICO PRENATAL: diagnóstico pré-natal pelo método de ligação numa geração de 4 espécies de Marfan. O diagnóstico foi feito utilizando material CVS com 11 semanas de gestação. Ao nascer, o bebé mostrou alterações esqueléticas sugestivas da síndrome de Marfan. A mutação envolveu um sítio de emenda doador no gene FBN1 (134797.0014). Numa mulher grávida afectada numa terceira geração, Rantamaki et al. (1995) tiveram sucesso no diagnóstico pré-natal por amostragem das vilosidades coriónicas.
- MODELO ANIMAL: a sequência cDNA para o gene da fibrilina bovina corresponde estreitamente ao gene humano e que mapeia para o cromossoma bovino 10. A identidade entre as sequências humana e bovina foi de 97,8% a nível de aminoácidos e de 92% a nível de nucleótidos. A sequência de fibrilhação bovina contém o mesmo número e tipos de motivos que a sequência FBN1.
- RESUMO CLÍNICO:
  CABEÇA E PESCOÇO ::
  [Dolichocefalia
  [Face] Face longa e estreita
  [Enofthalmos, Ectopia lentis, Miopia, Aumento do comprimento axial do globo, Planicidade da córnea, Desprendimento da retina, Hipoplasia da íris, Glaucoma precoce, Cataratas precoces, Fissuras palpebrais em declive
  [Alto palato arqueado, palato estreito, micrognatia, Retrognatia, Hipoplasia Molar
  [Dentes cheios.[115]

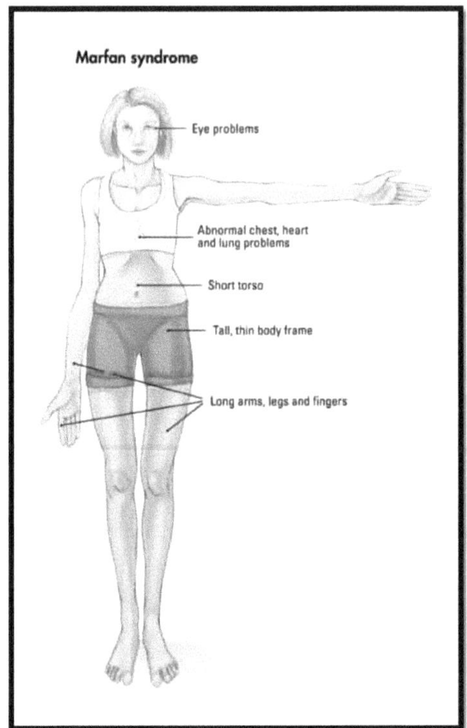

Figura -31 Síndrome de Marfan

HOLOPROSENCEFALIA ; HPE

- GÉNEROS ENVOLVIDOS: homólogo sónico humano de porco-espinho (600725)
- LOCALIZAÇÃO CROMOSOMAL: 7q36
- INHERITANCE: Autosomal dominante (7q36)
- MODELO ANIMAL: que no homem a perda de um alelo SHH é suficiente para causar HPE, enquanto no rato ambos os alelos precisam de ser perdidos para produzir um fenótipo semelhante do SNC.
- RESUMO CLÍNICO:

  CABEÇA E PESCOÇO ::

  [olhos]: Ciclopia, Hipotelorismo Ocular

  [facies]: Proboscis
- Hipoplasia de face média

HIPOCONDROPLASIA

- GÉNEROS ENVOLVIDOS: receptor-3 do factor de crescimento fibroblástico (FGFR3; 134934), localizado em 4p.

- LOCALIZAÇÃO CROMOSOMAL: 4p16.3
- INHERITANCE: Autosomal dominante ? alelo de acondroplasia
- RESUMO CLÍNICO:

  CABEÇA E PESCOÇO ::

  [cabeça]: Normocefalia ou braquicefalia ocasional Mild frontal bossing [facies]:
  Normal [facies]: normal

SÍNDROME DE WAARDENBURG

- GÉNEROS ENVOLVIDOS: factor de transcrição associado à microftalmia (MITF; 156845)
- LOCALIZAÇÃO CROMOSOMAL: 3p14.1-p12.3
- INHERITANCE: Autosomal dominante (3p13) heterogéneo
- RESUMO CLÍNICO:

  CABEÇA E PESCOÇO ::

  [cabelo]: Cílios brancos de forelock , Pestanas brancas nos olhos, Pinturas prematuras do cabelo

  [olhos]: Sem distopia canthorum, distância interna cantal normal (ex. Síndrome de Waardenburg, Tipo II .0006), Heterocromia iridis (mais frequente do que no Tipo I), Estroma hipoplástico da íris, Fundus albinotic

  [orelhas]:]: Surdez coclear (mais frequente do que no Tipo I)
  [nariz]: Ponte nasal larga, Filtro curto
  [boca]: Lábio fendido/palato, Lábio fendido bilateral

- PREDISPOSIÇÕES: Rabdomiossarcoma (por exemplo, Rabdomiossarcoma, alveolar .0007).[121]

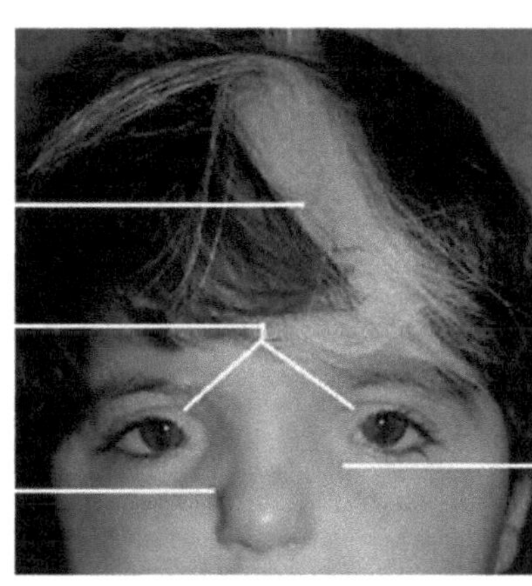

SÍNDROME DE JACKSON-WEISS

- GÉNEROS ENVOLVIDOS: receptor-2 do factor de crescimento fibroblasto (176943)
- LOCALIZAÇÃO CROMOSOMAL: 10q26
- INHERITANCE: Autosomal dominante
- MODELO ANIMAL: toda a sequência de codificação de cDNAs de galinha e codorniz KAL e demonstrou uma identidade global de 73% e 72%, respectivamente, com cDNA de KAL humano. Isto corresponde a uma identidade de 76% e 75% a nível proteico.
- RESUMO CLÍNICO:

  CABEÇA E PESCOÇO ::

  [crânio]: Craniosinostose

  [facies]: Hipoplasia Midfacial

LEPRECHAUNISMO

- GÉNEROS INVOLVIDOS: gene receptor de insulina (INSR; 147670), Defeito do receptor de insulina Hipoglicemia jejum, Hiperglicemia pós-prandial, Hiperinsulinemia profunda, Hipertrofia das células beta pancreáticas. Função do receptor do factor de crescimento epidérmico anormal. Alterações histológicas nos ovários, pâncreas e seios. Fosfatase alcalina sérica baixa

- LOCALIZAÇÃO CROMOSOMAL: 19p13.2
- INHERITANCE: Autosomal recessivo
- RESUMO CLÍNICO:

  CABEÇA E PESCOÇO ::

  [HEENT]: Elfin facies Protuberant

  [orelhas]: Orelhas baixas, orelhas pouco desenvolvidas, ponte nasal plana, narinas abertas

- [boca]:Lábios espessos, Macrostomia, Microcefalia, Hipertelorismo, Alto paladar arqueado.

SÍNDROME DE MCCUNE-ALBRIGHT

- GÉNEROS ENVOLVIDOS: gene GNAS1 (139320)
- LOCALIZAÇÃO CROMOSOMAL: 20q13.2
- INERITÂNCIA: Mutação somática pós-zigótica pós-somática dominante em mosaico autossómico letal

- no gene GNAS1
- MODELO ANIMAL: O transplante de populações clonais de células normais para a subcutis de ratos imunocomprometidos resultou na formação de ossículos normais. Em contraste, o transplante de populações clonais de células mutantes levou sempre à perda de células transplantadas do local do transplante e à não formação de ossículo. Contudo, o transplante de uma mistura de células normais e mutantes reproduziu um ossículo ectópico anormal recapitulando a displasia fibrosa humana e fornecendo um modelo celular in vivo desta doença.

  Os resultados forneceram provas experimentais da necessidade de células normais e mutantes no desenvolvimento de lesões displásicas fibrosas da síndrome de McCune-Albright no osso.
- RESUMO CLÍNICO:

  CABEÇA E PESCOÇO ::

  [crânio]: Impacto do forame craniano, Hipertose Craniofacial

  [orelhas]: Surdez

  [olhos]: Cegueira

  [pescoço]: Bócio tóxico multinodular
- PREDISPOSIÇÕES: Adenoma hipofisário

SÍNDROME DO STICKLER (TIPO MEMBRANOSO VÍTREO)

GÉNERO INVOLVIDO - mutação heterozigótica no gene COL2A1 (120140)

LOCALIZAÇÃO DO CROMÓSOMO - no cromossoma 12q13.

CARACTERÍSTICA CLÍNICA:

A síndrome de Stickler é uma desordem clinicamente variável e geneticamente heterogénea caracterizada por anomalias oculares, auditivas, esqueléticas, e orofaciais. A maioria das formas de síndrome de Stickler são caracterizadas pelas descobertas oculares de miopia elevada, degeneração vitreo-retiniana, descolamento da retina, e cataratas. Descobertas adicionais podem incluir fissura da linha média (fenda palatina ou úvula bífida), sequência de Pierre Robin, face média plana, perda auditiva neurossensorial ou condutiva, displasia espondiloepifisária leve, e osteoartrite de início precoce. 5

Heterogeneidade Genética da Síndrome de Stickler

Ver 609508 para uma forma de síndrome de Stickler tipo I que é única ou predominantemente ocular e é também causada por mutação no gene COL2A1. A síndrome de Stickler tipo II

(STL2; 604841), por vezes chamada de tipo vítreo com contas, é causada por mutação no gene COL11A1 (120280) no cromossoma 1p21. A síndrome de Stickler tipo III (STL3; 184840), por vezes chamada de forma não ocular, é causada por mutação no gene COL11A2 (120290) no cromossoma 6p21. Estas formas de síndrome de Stickler são autossómicas dominantes.

As formas autossómicas recessivas da síndrome de Stickler incluem a síndrome de Stickler tipo IV (STL4; 614134), causada por mutação no gene COL9A1 (120210) no cromossoma 6q12-q14, e a síndrome de Stickler tipo V (STL5; 614284), causada por mutação no gene COL9A2 (120260) no cromossoma 1p33-p32.2.[117]

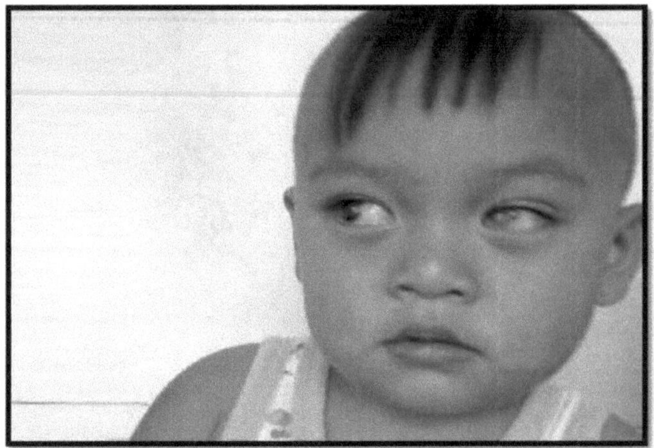

Figura -33 Síndrome de Stickler

CONDRODISPLASIA METAFISÁRIA, TIPO MURK JANSEN

- GÉNEROS ENVOLVIDOS: receptor da hormona paratiróide (PTHR; 168468)
- LOCALIZAÇÃO CROMOSOMAL: 3p22-p21.1
- INHERITANCE: Autosomal dominante
- MODELO ANIMAL: o peptídeo relacionado com a hormona paratiróide em células estaminais embrionárias murinas por recombinação homóloga, e introduziu o alelo nulo numa linha germinal de rato. Os ratos homozigotos para a mutação nula morreram pós-natal, provavelmente de asfixia, e exibiram anomalias generalizadas do desenvolvimento ósseo endocondral.

  O exame histológico revelou uma diminuição da proliferação de condrócitos, associada à maturação prematura dos condrócitos e à aceleração da formação óssea.
- RESUMO CLÍNICO:

  CABEÇA E PESCOÇO ::

[crânio]: Esclerose dos ossos cranianos, suturas cranianas largas

[facies]: Hiperplasia supraorbital, Proeminentes cristas supraorbitais, Frontonasal hiperplasia, Micrognatia

[orelhas]:]: Perda auditiva variável

[olhos]: Olhos proeminentes

[nariz]: Estenose de Choanal

[boca]: Alto palato arqueado

DISPLASIA ÓSSEA NEONATAL

- GÉNEROS ENVOLVIDOS: gene do transportador de sulfato de displasia diastrófica (222600)
- LOCALIZAÇÃO CROMOSOMAL: 5q32-q33.1
- INHERITANCE: Autosomal recessivo
- RESUMO CLÍNICO:
- CABEÇA E PESCOÇO :: [HEENT]: fenda palatina

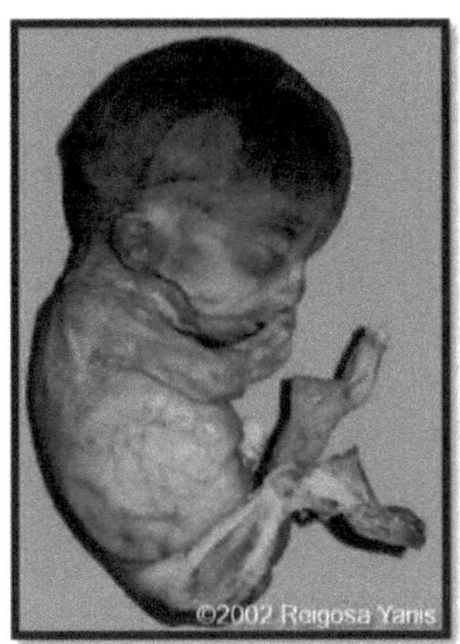

Figura -34 Displasia Neonatal

PACHYONYCHIA CONGENITA, JADASSOHN-LEWANDOWSKY

- GÉNEROS ENVOLVIDOS: gene da queratina 16 (KRT16; 148067) ou no gene da queratina 6A (KRT6A; 148041)
- LOCALIZAÇÃO CROMOSOMAL: 17q12-q21, 12q13
- INHERITANCE: Autosomal dominante
- RESUMO CLÍNICO:
CABEÇA E PESCOÇO ::

[boca]: Leucoplasia oral, hiperqueratose subungual

[dentes]: Dentes neonatais

[Resp]: Lesões laríngeas, angústia respiratória na infância

[voz]:]: Hoarseness

[cabelo]: Anomalias capilares, Alopecia

SÍNDROME DE PALLISTER-HALL

- GÉNEROS INVOLVIDOS: mutações frameshift no gene GLI3 (165240)
- LOCALIZAÇÃO CROMOSOMAL: 7p13
- INHERITANCE: Autosomal dominante
- RESUMO CLÍNICO:

CABEÇA E PESCOÇO ::

Pregos : Displasia das unhas

[orelhas]:]: Áuriculos anormais

[nariz]: Nariz curto, Ponte nasal achatada

[boca]: Frenula bucal múltipla, Microglossia, Micrognatia, Fenda palatina.

SÍNDROME DE RIEGER

- GÉNEROS ENVOLVIDOS: gene do factor de transcrição homeo box, PITX2 (601542)
- LOCALIZAÇÃO CROMOSOMAL: 4q25-q25
- INHERITANCE: Autosomal dominante
- VARIANTES ALÉLICAS: CASPASE 6, CISTEÍNA PROTEASE RELACIONADA COM A APOPTOSE; CASP6
- (*601532 Síndrome de Reiger (180500) é uma doença genética candidata no 4q25- q26 locus. homeo box transcription factor gene, PITX2 (601542). Estudos de ligação indicaram que um segundo tipo de síndrome de Rieger mapeia o cromossoma 13q14 (RIEG2; 601499)
- MODELO ANIMAL: o isolamento de um gene homeo box, designado RIEG (601542) por eles, mutações nas quais causam esta desordem. Encontraram 6 mutações no RIEG em indivíduos com síndrome de Rieger. A sequência cDNA de Rieg, o homólogo murino do RIEG, também foi isolada e partilha uma forte homologia com a sequência humana. Semina et al. (1996) mostraram que em embriões de rato a transcrição homóloga de Rieg de rato localizada no mesênquima periocular, epitélio maxilar e mandibular, e umbigo, tudo consistente com anormalidades encontradas na síndrome de Rieger. O achado em embriões de rato o gene Rieg é expresso em bolsa de rathke

sugere que o gene pode ser importante no desenvolvimento da pituitária anterior.

- RESUMO CLÍNICO:

CABEÇA E PESCOÇO ::

[olhos]: Displasia da íris, Microcornea, Sinéquias da câmara anterior, Glaucoma, Opacidade da córnea, Hipertelorismo, Telecanto

[facies]: Hipoplasia maxilar, Prognatismo suave

[nariz]: Raiz nasal larga, Filtro curto

[boca]: Lábio inferior protuberante

[dentes]: Microdontia, Hypodontia,Dentes em forma de cone

Orelha : Orelha anormal

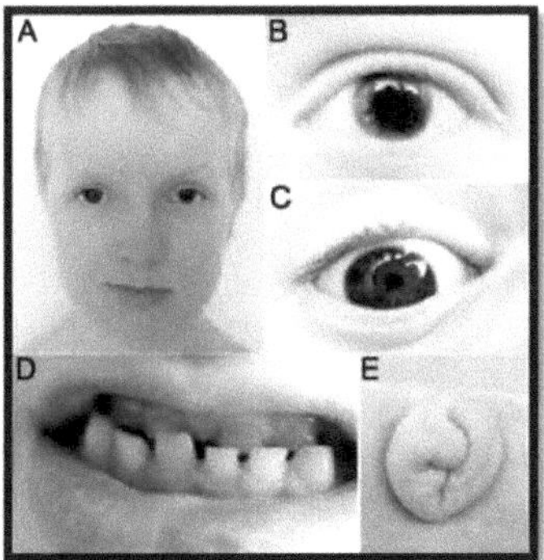

Figura -35 Síndrome de Rieger

SÍNDROME DE SAETHRE-CHOTZEN

- GÉNEROS ENVOLVIDOS: gene do factor de transcrição TWIST (601622), gene FGFR3 (134934.0014), gene FGFR2 (176943.0023)
- LOCALIZAÇÃO CROMOSOMAL: 7p21
- INHERITANCE: Autosomal dominante
- MODELO ANIMAL: O gene MEOX2 (600535), que mapeia para a mesma região de 7p que

SCS, é um gene candidato importante na SCS porque é expresso no mesênquima das estruturas craniofaciais e dos membros durante a embriogénese precoce do rato. a síndrome de Saethre-Chotzen resulta de mutações no gene TWIST (601622). Foram solicitados a avaliar o gene TWIST, que codifica um factor básico de transcrição da hélice loop-helix, porque o seu padrão de expressão e os fenótipos mutantes em

Drosophila e rato são consistentes com o fenótipo SCS em humanos.

- RESUMO CLÍNICO:

CABEÇA E PESCOÇO ::

[facies]: Fa fácies planas Nariz fino, longo e pontiagudo

[olhos]: Órbitas pouco profundas, Hipertelorismo, Plagiocefalia (assimetria de órbitas), Estrabismo, Hidroftalmologia

[orelhas]:]: Orelha longa e proeminente

[boca]: Fenda palatina

[crânio]: Craniosinostose, Acrocefalia, Assimetria craniana

SÍNDROME DE CRANIOSSINOSTOSE DE SHPRINTZEN-GOLDBERG

- GÉNEROS ENVOLVIDOS: gene da fibrilina-1 (134797)
- LOCALIZAÇÃO CROMOSOMAL: 15q21.1
- INHERITANCE: Autosomal dominante
- VARIANTES ALÉLICAS:
- RESUMO CLÍNICO:

CABEÇA E PESCOÇO:

[cabeça]: Craniosinostose

[olhos]: Exophthalmos No ectopia lentis

[facies]: Hipoplasia maxilar, Hipoplasia mandibular

[boca]: Hipertrofia do tecido mole da prateleira palatina, Palato Pseudocleft

[orelhas]:]: Auriculos baixos, macios e maleáveis

SÍNDROME DE SIMPSON-GOLABI-BEHMEL

- GÉNEROS ENVOLVIDOS: glypican-3 (300037), que mapeia para Xq26. Um segundo locus SGBS

  (SGBS2; 300209) está localizado em Xp22
- LOCALIZAÇÃO CROMOSOMAL: Xq26
- INERITÂNCIA: Ligado a X (Xcen-q21.3)
- RESUMO CLÍNICO:

CABEÇA E PESCOÇO ::

[cabeça]: Cabeça desproporcionadamente grande

[facies]: Faces grosseiras, Grande mandíbula protuberante

[nariz]: Ponte nasal larga, ponta nasal virada para cima

[olhos]: Catarata, Hipertelorismo, Fissuras palpebrais inclinadas para cima, Desprendimento da retina [orelhas]:]: Peculiar em forma de copo, dobras do lóbulo da orelha

[boca]: Boca grande, Fenda central do lábio inferior, Ranhura da linha média da língua e rebordo alveolar inferior, Língua aumentada, Língua amarrada, Fenda palatina submucosa, Palato de dentes altos

[voz]:]: Low-pitched

- PREDISPOSIÇÕES: risco de tumores embrionários

DISPLASIA TANATOFÓRICA

- GÉNEROS INVOLVIDOS: gene receptor-3 do factor de crescimento fibroblasto (134934)
- LOCALIZAÇÃO CROMOSOMAL: 4p16.3
- INHERITANCE: Normalmente autossómicos dominantes possivelmente alguns casos autossómicos recessivos
- RESUMO CLÍNICO:

CABEÇA E PESCOÇO ::

[cabeça]: Megalencefalia Pequeno foramen magnum, Crânio de Cloverleaf

[Neuro]: Malformações do lóbulo temporal

[facies]: Faces pequenas.

SÍNDROME DE WILLIAMS-BEUREN

- GÉNEROS ENVOLVIDOS: Síndrome de eliminação de genes contíguos de 7q11.2, geralmente envolvendo o gene da elastina (ELN) ({130160}), geralmente o gene da elastina esporádica (130160),

  LIM kinase-1 (LIMK1; 601329) Haploinsuficiência do gene RFC2 (600404,)hemizigosidade para o LIMK1
- INHERITANCE: Autossomal dominante geralmente esporádico
- CARACTERÍSTICAS CLÍNICAS :

CABEÇA E PESCOÇO ::

[Sobrancelhas mediais, Face média achatada, Periorbital plenitude (olhos inchados), Dobras epicatais, Filtrum longo, Lábios grossos

[Padrão de íris em estelato

[Ponte nasal deprimida, Narigueiras Antevetidas

[Hipodontia, Microdontia

[VOZ]: : Duro, atrevido, ou rouco, paralisia do cordão vocal

14. Papel das células estaminais na Ortodontia

PAPEL DAS CÉLULAS ESTAMINAIS NA ORTODONTIA

O termo célula estaminal é reservado às "células indiferenciadas com capacidade de auto-renovação e capacidade de produzir um progenitor altamente diferenciado". Existem principalmente para manter e reparar células nas áreas em que se encontram. As células estaminais encontram-se no sangue, medula óssea, músculo. pele, dentes e órgãos como o cérebro e o fígado.

Hajime Ohgushi do instituto japonês de ciência e tecnologia conformam esse terceiro molar com um valioso reservatório de células mestras.[5]

As células estaminais do estroma da medula óssea (BMSSC) têm potencial para gerar colónias aderentes, morfologicamente semelhantes aos fibroblastos (unidade formadora de colónia-fibroblástico, CFU- F) fiom uma única célula pró-genitora aderente.[10] Recentemente identificadas outras células estaminais mesenquimais derivadas de tecidos dentários têm capacidade de gerar grupos de células aderentes clonogénicas A incidência no número de colónias CFU-F formadas com 10 a 12 dias de cultura foi então avaliada para todas as preparações de células não fracturadas.[5]

As células estaminais de medula óssea (BMSSC) têm potencial para gerar colónias aderentes, , morfologicamente Slmllar a fibroblastos (colónia formando unidade-fibroblastos, CPU-F) a partir de uma única célula progenitora aderente, Recentemente identificadas outras células estaminais mesenquimais derivadas de tecidos dentários têm capacidade para gerar aglomerados de células aderentes clonogénicas.

A incidência no número de colónias CFU-F formadas com 10 a 12 dias de cultura foi então avaliada para todas as preparações celulares não fraccionadas.[5]

Estudos de Proliferação usando BrdU (5 bromo-2-dehydroxyuridine) rotulação de DPSCs (Células-Tronco de Polpa Dentária) derivadas de múltiplas colónias, SHED (Células-Tronco de Dentes Decíduos Esfoliados Humanos), e PDLSC (Células-Tronco de Ligamentos Periodontais) culturas de células exibiram maiores taxas de proliferação, aproximadamente 30%, 50%, e 30% quando comparadas com o crescimento de BMSSCs (Células-Tronco de Medula Óssea) cultivadas.

As células estaminais mesenquimais (CEM) podem ser identificadas na polpa dentária humana adulta como células estaminais da polpa dentária (DPSC) , nos dentes primários esfoliados humanos como células estaminais de dentes decíduos esfoliados humanos (SHED), e o ligamento periodontal como células estaminais do ligamento periodontal (PDLSC) pela sua capacidade de gerar aglomerados de células clongénicas em cultura.

PDLSC gerou estruturas semelhantes ao cimento associadas com tecido conjuntivo semelhante ao PDL quando transplantado com H A / T C P em ratos imunocomprometidos.[5]

As células estaminais são de grande interesse para a medicina porque têm potencial para se desenvolverem em quase todos os diferentes tipos de células em condições favoráveis. Os ensaios clínicos relataram níveis melhorados de formação óssea em crianças com osteogénese imperfeita, após infusão sistémica de BMSSC ou células da medula óssea. Prevê-se que as terapias baseadas em células estaminais possam ajudar a aliviar as complicações dos procedimentos cirúrgicos relacionados com o crânio-facial que requerem grafis de tecido alogénico ou extracção de osso autólogo de locais secundários. Esta abordagem pode aliviar a morbilidade do sítio doador e permitir uma fonte virtual ilimitada de matenal celular, particularmente as complicações da utilização de células estaminais alogénicas (CEM mesenquimais) podem ser adequadamente abordadas.[32]

Colectivamente, estes estudos demonstram o potencial clínico da BMSSC humana para diferentes estratégias de engenharia de tecidos e poderiam teoricamente incluir a reparação da destruição óssea alveolar causada por trauma, doença periodontal ou cancro. Em pacientes com atrofia grave da mandíbula em que a colocação do implante no osso original pode ser impossível. Deformidades ósseas alveolares, anomalias craniofaciais estão entre os defeitos congénitos congénitos mais frequentes nos seres humanos. Para restaurar a estética e a função destes pacientes na situação de quantidade insuficiente de osso e tecidos associados, a regeneração do tecido das células estaminais é um procedimento importante da terapêutica craniofacial.[32]

Nestes estudos, os PDLSC humanos cultivados foram implantados em defeitos cirúrgicos na região periodontal dos molares mandibulares em ratos imunocomprometidos. O exame histológico dos transplantes colhidos demonstrou a fixação de PDLSC humanos - como tecido às superfícies do osso alveolar e dos dentes.

Num outro estudo, células epiteliais e mesenquimais foram semeadas sequencialmente numa gota de gel de colagénio e depois implantadas na cavidade dentária de ratos adultos. Com esta técnica foi possível observar a presença de todas as estruturas dentárias tais como odontoblastos, ameloblastos, vasos sanguíneos da polpa dentária, coroa, ligamento periodontal, raiz e osso alveolar. As células estaminais adultas foram identificadas no osso craniofacial, polpa dentária, ligamento periodontal, e o desenvolvimento recente do botão dentário a partir dos dentes do siso também. Na Ortodontia podemos utilizar esta tecnologia para as seguintes pulposes.[32]

Reparação de Defeito Ósseo Alveolar

Defeitos ósseos alveolares indesejados são frequentemente criados após extracções ortodônticas. A reparação destes defeitos é necessária para evitar o risco de deiscência e outros insultos periodontais numa fase posterior, após os dentes terem sido retraídos para o local de extracção. Muitas vezes ocorreu uma perda acidental da placa vestibular durante a extracção de um pré-molar colocado por vestibular para fins ortodônticos. Este tipo de detecção pode ser reparado com a ajuda de células estaminais.

Remodelação e regeneração de tecidos orais

A remodelação óssea do complexo craniofacial durante o tratamento ortodôntico e ortopédico é um processo complicado em que a formação e reabsorção óssea estão intimamente ligadas. O osso alveolar com na maxila e mandíbula é um dos mais activamente remodelados durante o tratamento ortodôntico/ortopedico. A proliferação e diferenciação das células estaminais osteoblásticas e osteoclásticas são importantes no processo de remodelação sendo controladas por factores locais de sinalização/crescimento e hormonas sistémicas.

Osteogénese de Distracção

A osteogénese de distracção é feita frequentemente para gerar novo osso em casos que requerem cirurgia ortognática. Isto é feito distraindo progressivamente as superfícies ósseas. É essencialmente um procedimento de remodelação óssea que inclui a mobilização das células osteoblásticas/osteoclásticas. Assim, as células estaminais que podem regenerar o osso podem desempenhar um papel activo neste procedimento.

Conclusão

O desenvolvimento de estruturas esqueléticas está parcialmente sob controlo ambiental e parcialmente sob controlo genético, pelo que a importância da base genética da maloclusão não pode ser negada. Até à data. tem havido um imenso progresso no campo da ortodontia com apoio genético. No início do século XXI, à medida que o projecto do humangenoma for concluído, a possibilidade de discriminar as causas da maloclusão deixará de ser um sonho, uma vez que a identificação dos factores subjacentes começa com a localização do seu gene defeituoso no genoma humano. Embora seja muito difícil revelar a componente genética da maioria das más oclusões e das anomalias dentárias devido à natureza poligénica dos traços craniofaciais, os dados fornecidos pelo projecto do genoma humano tornaram possível mapear as condições herdadas relacionadas com o desenvolvimento dentofacial. No entanto, são necessários mais estudos genéticos para determinar claramente todos os genes específicos que conduzem a uma variabilidade esquelética particular. O rápido desenvolvimento neste campo poderia levar à correcção genética das anomalias e más oclusões dentofaciais geneticamente controladas, talvez num futuro próximo.[22]

Considerando a embriogénese da forma craniofacial, o desenvolvimento é geneticamente determinado através da migração das células da crista neural e através da expressão da informação genética do genehomeobox. A interacção epitelial-mesquitemática durante o processo de patterização craniofacial, indução e morte celular programada é mediada por moléculas regulatórias e super famílias de factores de crescimento controladas pela expressão genética.

Assim, o papel dos genes no desenvolvimento craniofacial é imenso e mais estudos no futuro poderão sugerir genes mais específicos. A aplicação prática destes conhecimentos no diagnóstico e planeamento do tratamento será benéfica. Com mais progressos na engenharia genética, o planeamento do tratamento genético dos defeitos craniofaciais não pode ser desbastado. '

A utilização de BIVIPs na estimulação do desenvolvimento ósseo já está a ser testada em ensaios clínicos. Há também resultados promissores de experiências em animais em que a aplicação de moléculas de sinal afectou fases específicas da morfogénese e, em alguns casos, o desenvolvimento parcialmente recuperado. O desenvolvimento dentário prosseguiu até à fase de tampão nos embriões de ratos Msxl knockout, quando os seus botões dentários foram cultivados na presença de proteína BMP. Este resgate baseou-se na observação de que a onefunção do gene Msxl nos botões do dente é para estimular a produção de BMP-4.[25]

O processo de identificação do gene CL/P está ainda nas fases iniciais, especialmente em comparação com outras doenças comuns. No entanto, as abordagens do gene candidato identificaram variações que estão associadas a até 25% dos doentes com CL/P. Além disso, os scans de ligação ampla do genoma identificaram a localização de vários genes, incluindo o locus anteriormente desconhecido no cromossoma 9. Os esforços actuais estão em curso para estreitar estas regiões e identificar as mutações causadoras de doenças. Globalmente, os resultados publicados apoiam a hipótese de que vários genes estão envolvidos na etiologia da CL/P. Estudos futuros determinarão a forma como estes genes interagem entre si e com o ambiente para desenvolver modelos para um melhor aconselhamento genético e políticas de saúde pública.[2]

Múltiplos factores e processos contribuem para a resposta ao tratamento ortodôntico. Alguns pacientes apresentarão resultados pouco usuais ligados a genes polimórficos. A análise da resposta global ao tratamento requer uma análise de sistemas utilizando a informática para a integração de toda a informação relevante. A influência dos factores genéticos no tratamento deve ser estudada e compreendida em termos quantitativos. Conclusões de estudos retrospectivos devem ser avaliadas através de testes prospectivos para avaliar verdadeiramente o seu valor na prática. Os estudos de associação de todo o genoma são necessários para promover a base de evidência para a prática da Ortodontia. Só então começaremos a compreender verdadeiramente como a natureza (factores genéticos) e a nutrição (factores ambientais, incluindo tratamentos) em conjunto afectam o nosso tratamento dos nossos pacientes.[5]

No século XX, os humanos não eram a espécie de escolha dos geneticistas. A ênfase então residia na compreensão da estrutura e função genética. Agora, os geneticistas irão concentrar-se cada vez mais na compreensão das características físicas e comportamentais. Aqui, a nossa espécie, com a sua obsessão com o autoexame, fará da nossa espécie um sujeito superior. Veremos também mais estudos sobre como a variação natural conduz a uma das nossas qualidades. Para alguns, existe o perigo da genomania, com todas as diferenças (ou semelhanças, aliás) a serem colocadas a uma alteração genética. Genes e genomas não actuam no vácuo, e o ambiente é igualmente importante a biologia desumana. Ao identificar variações em todo o genoma, o mapa do Polimorfismo de Núcleotide Único (SNP) pode ser o nosso melhor caminho para uma melhor compreensão dos papéis da natureza e (não versus) a nutrição.[38]

Bibliografia

1. Mossey PA. A Hereditariedade da Maloclusão: Parte 1- Genética, Princípios e Terminologia. Br J Ortodontia 1999; 26(2): 103-113.

2. Mossey PA. A Hereditariedade da Maloclusão: Parte 2- Genética, Princípios e Terminologia. Br J Ortodontia 1999; 26(3): 195-203.

3. James K Hartsfield Jr, Lorri Ann Morford, Liliana M Otero. Genetic Factors Affecting Facial Growth, Orthodontics - Basic Aspects and Clinical Considerations, Prof. Farid Bourzgui (Ed.). InTech 2012; DOI: 10.5772/33804.

4. Graber TM, Vanarsdall RL, Vig KWL, Current principles and technique:4th edition, Canada. Elsevier: 101-116.

5. Grant C Townsend , Michael J Aldred , Bartold PM. Aspectos genéticos das doenças dentárias: Aust Dent J 1998; 43(4): 269-286.

6. DG Cakan, Ulkur F, Taner Tulin. A base genética das características do esqueleto facial e a sua relação com a ortodontia. Eur J Dent 2012; 6: 340-345.

7. Huges BO e Moore GR. Hereditariedade, Crescimento e o Complexo Dentofacial. Angle Orthod 1941; 11(4): 217-222.

8. Lundstrom A. Obeservações de Gémeos Idênticos e Fraternais, Indicando o Significado Relativo de Factores Genéticos e Não Genéticos com respeito a Variações na Posição Dentária e Oclusão. Internat D J 1952; 3: 227.

9. Stein Kathryn F., Kelley, Thomas J., Wood, Eunice. Influência da Hereditariedade na Etiologia da Maloclusão. Am J Orthod 1956; 42: 125-141.

10. Reitan K. Alguns Factores que Determinam a Avaliação das Forças em Ortodontia. Am J Ortodontia 1957; 43 (1): 32-45.

11. Kraus BS. Hereditariedade e o Complexo Craniofacial. Am J Orthod 1959; 43(3): 72-216.

12. Garn SM. Third Molar Polymorphism and Its Significance to Dental Genetics (Terceiro Polimorfismo Molar e a sua Importância para a Genética Dentária). J Dent Res. 1963; 42 (6): 1344 -1363.

13. Goodman HO. Parâmetros Genéticos do Desenvolvimento Dentofacial Dentário. J Dent Res 1965; 44 (1): 174 -184.

14. Gorlin RJ, Redman RS, Shapiro BL. Efeito de X-Cromossomas Aneuploidy on Jaw Growth. J Dent Res 1965; 44 (1): 269-282.

15. Krogman WM. O Papel dos Factores Genéticos na Face, Mandíbula e Dentes Humanos. Eugenia 1967; 165-192.

16. Bowden DEJ e Goose DH. A Herança da Largura do Arco Palatal em Famílias Humanas. Archs Oral Biol 1968; 13: 1293-1295.

17. Woolf CM. Maxillary Lateral Incisor em falta. Am J Med Genet 1970: 289-296.

18. Litton SF. Um Estudo Genético da Maloclusão de Classe III. Am J Orthod 1970; 58(6):565-577.

19. Elstom RC e Steewart J. A General Model for Genetic Analysis of Pedigree Data. Hereditariedade Humana 1971; 21: 523-542.

20. Chung CS e Niswander JD. Estudos Genéticos e Epidemiológicos de Características Orais na Maloclusão de Crianças Escolares do Havai II. Am J Med Genet 1971; 471- 495.

21. Watnick SS. Herança da Morfologia Craniofacial. Angle Orthod 1972; 42 (4): 339-351.

22. Sforza LLC e Feldman MW. Herança Cultural versus Herança Biológica: Transmissão Fenotípica dos Pais para os Filhos. Am J Med Genet 1973; 25: 618-637.

23. Chung CS e Niswander JD. Estudos Genéticos e Epidemiológicos das Características Orais das Crianças das Escolas do Havai V Correlações de Irmãos em Traços Oclusais. J Dent Res 1974; 54 (2): 324 329.

24. Ott J. Estimativa da fracção de recombinação no pedigree humano. Am J Hum Genet 1974; 26(5): 588-597.

25. Harris JE. Factores genéticos no crescimento da cabeça. Herança do complexo craniofacial e maloclusão. Dent Clin North Am 1975 ; 19(1): 151- 160

26. Newman WG. Possíveis factores etiológicos na reabsorção externa da raiz. Am J Orthod 1975, 67(5): 522 -539.

27. Harris JE, Kowalski CJ. Tudo na família: utilização de informação familiar no diagnóstico ortodôntico. avaliação de casos, e planeamento do tratamento . Am J Ortodontia 1976; 69 (5): 493-510.

28. Smith RJ e Bailit HL. Problemas e métodos na investigação sobre a genética da oclusão

dentária. Angle Orthod 1977: 47 (1): 65-77.

29. Escobar V, Bixler D. Sobre a classificação das síndromes acrocefálicas. Clin Genet 1977; 12 (3): 169- 178.

30. Gam SM , Cole PE , Bailey SM . Vivendo juntos como um factor de semelhança familiar . Hum Biol 1979 ; 51 (4): 565-587.

31. Preto 3° TK : Assimetria flutuante na dentição decídua. J Dent Res 1980;59 (4): 725.

32. Harris EF , Smith RJ . Um estudo da oclusão e da largura dos arcos nas famílias . Am J Orthod 1980 ; 78 (2): 155- 163 .

33. Cormcini RS . Uma transição epidemiológica na oclusão dentária nas populações mundiais . Am J Orthod 1984 ; 86 (5): 419- 426 .

34. Saunders SR , Popovich F , Thompson GW . Um estudo familiar de dimensões craniofaciais na amostra do Burlington Growth Centre. Am J Orthod 1980 ;78 (4) : 394-403

35. Harris E. Oclusão e tamanho do arco nas famílias. Angle Orthod l982; 52 (2):135- 143.

36. Lavelle CL. Estudo da forma mandibular no rato. Acta Anat (Basileia) 1983;117(4):314-320.

37. Corrucini RS. Uma transição epidemiológica na oclusão dentária nas populações mundiais . Am J Orthod 1984 ; 86 (5): 419 -426 .

38. Profiit WR. Sobre a etiologia da maloclusão. Br J Ortodontia l986; 13(1): l-1l.

39. Witkop Jr CJ . Agenesia dos dentes sucedâneos: uma expressão do estado homozigoto do gene para o traço do incisivo lateral maxilar pego ou ausente. Am J Med Genet 1987 ; 26 (2):431- 436 .

40. Sharpe W, Reed B, Subtelny JD, Polson A. Recidiva ortodôntica, reabsorção apical da raiz, e níveis de osso alveolar crestal. Am J Orthod 1987 ; 91 (3): 252258.

41. Thompson EM, Winter RM. Outra família com a "mandíbula dos Habsburgos". J Med Genet 1988; 25 (12): 838 - 842.

42. Mcsherry PF. O canino ectópico maxilar. Br J Ortodontia l998 ; 25(3): 209-215.

43. Lobb WK. Morfologia craniofacial e variação oclusal em gémeos monozigotos e tagarelas . Angle Orthod 1987 ; 57 (3): 219 233.

44. Borass JC, Messer LB, Till MJ. Uma contribuição genética para a cárie dentária, oclusão

e morfologia, como demonstrado por gémeos criados separados. J Dent Res 1988; 67(9): 1115-1155.

45. Linge L, Linge BO. Características do paciente e variáveis de tratamento associadas à reabsorção apical da raiz durante o tratamento ortodôntico. Am J Orthod Dentofac Orthop 1991; 99(1): 35- 43 .

46. Harris BF, Johnson MG. Heritabilidade das variáveis craniométricas e oclusais: uma análise longitudinal do irmão. Am J Orthod Dentofac Orthop 1991; 99 (3):258 -268.

47. Harris EF, Butler ML. Padrões de reabsorção da raiz dos incisivos antes e depois da correcção ortodôntica em casos com mordeduras anteriores abertas. Am J Orthod Dentofac Orthop 1992; 101 (2): l12 - 119.

48. Brezniak N, Wasserstein A. Reabsorção radicular após tratamento ortodôntico: Parte 2. Revisão da literatura. Am J Orthod Dentofac Orthop 1993; 103 (2): 138-146.

49. Wolff G, Wienker TF, Sander H. Sobre a genética do prognatismo mandibular: análise de grandes famílias nobres europeias. J Med Genet 1993; 30(2): 112-116.

50. Harris EF, Robinson QC, Woods MA. An analysis of causes of apical root resorption in patients not treated orthodontically Quintessence Int .1993; 24(6): 4l7-428.

51. Rei L, Harris EF, Tolley EA. Heritabilidade das variáveis cefalométricas e oclusais avaliadas a partir de irmãos com oclusopatias evidentes. Am J Orthod Dentofac Orthop 1993; 104(2): 12l-131.

52. Peck L, Peck S, Attia Y. Transposição canina-primeiro pré-molar, anomalias dentárias associadas e base genética. Angle Orthod 1993; 63 (2): 99109.

53. LaBuda MC, Gottesman II, Pauls DL. Utilidade dos estudos de gémeos para explorar a etiologia das perturbações psiquiátricas da infância e da adolescência. Am J Med Genet 1993; 48 (1): 47-59.

54. Peck S, Peck L, Kataja M. O canino deslocado palatalmente como uma anomalia dentária de origem genética. Angle Orthod l994; 64 (4): 249-256.

55. Vanco C, Kasai K, Sergi R, Richards LC, Townsend GC. Influências genéticas e ambientais no perfil facial . Aust Dent J 1995; 40 (2): 104-109 .

56. Park WJ, Bellus GA, Jabs EW. Mutações nos receptores do factor de crescimento fibroblástico: consequências fenotípicas durante o desenvolvimento eucariótico . Am J Hum Genet 1995; 57 (4): 748-754.

57. Niemien P, <u>Arte S</u>, <u>Pirinen S</u>, <u>Peltonen L</u>, <u>Thesleff I</u>. Gene defeito em hipodontia : exclusão de MSXl e MSX2 como gene candidato. Hum Genet l995; 96: 305308.

58. Pirinen SM, <u>Arte S</u>, <u>Apajalahti</u> S. Deslocamento palatino de caninos e relacionado com a ausência congénita de dentes; J Dent Res1996; 75 (l0): 1742-1746.

59. Kurol J, Owman-Moll P, Lundgren D. Reabsorção radicular relacionada com o tempo após a aplicação de uma força ortodôntica contínua controlada. Am J Orthod Dentofac Orthop 1996; 110 (3): 303 - 310.

60. Baumrind S, Korn EL, Boyd RL. Reabsorção apical da raiz em adultos tratados ortodonticamente. Am J Orthod Dentofac Orthop 1996; 110 (3): 311-320.

61. Harris EF, Kineret SE, Tolley EA. Um componente hereditário para reabsorção externa da raiz apical em pacientes tratados ortodonticamente. Am J Orthod Dentofac Orthop 1997;111(3): 301-309.

62. Pelsmaekers B, Loos R, Carel C. A contribuição genética para a maturação dentária. J Dent Res 1997; 76 (7): 1337 -1340.

63. Harris EF, Potter RH. Fontes de enviesamento nos estudos de hereditariedade. Am J Orthod Dentofac Orthop 1997; 112 (3): 117-121.

64. Moss ML. A hipótese de matriz funcional revista - 4. A antítese epigenética e a síntese resolutiva. Am J Orthod Dentofac Orthop 1997; 112(4):410-417.

65. Thesleff I. A base genética do desenvolvimento craniofacial normal e anormal. Acta Odontol Scand 1998 ; 56 (6): 321 -325.

66. <u>Peck S, Peck L</u>, <u>Kataja M</u>. Transposição de incisivos laterais mandibulares-caninos, anomalias dentárias concomitantes, e controlo genético. Angle Orthod 1998; 68(5): 455-466.

67. Baccetti T. Rotação dentária associada a aplasia de não-adjacente. Angle Orthod 1998; 68(5):471-474.

68. Horiuchi A, Hotokezaka H, Kobayashi K. Correlação entre a proximidade da placa cortical e a reabsorção apical da raiz. Am J Orthod Dentofac Orthop 1998; 114(3): 311-318.

69. Parker RJ, Harris EF. Direcções dos movimentos dentários ortodônticos associados à reabsorção externa apical da raiz do incisivo central maxilar. Am J Orthod Dentofac Orthop 1998; 114 (6): 677- 683.

70. Cassidy KM. Influência genética na forma do arco dentário em pacientes ortodônticos. Angle Orthody 1998; 68(5): 445-454.

71. Hoo JJ. Anodontia dos dentes definitivos (OMIM # 206780) e dos incisivos laterais maxilares com pino (OMIM # 150400) na mesma família. Am J Med Genet 2000; 90 (4):326 - 327.

72. Coboume MT. Construção para a cabeça moderna: conceitos actuais no desenvolvimento craniofacial. J Ortodontia 2000; (27): 307.

73. Singh GD. Determinante morfológico da maloclusão de Classe lll. Clin Anat 1999;12(5): 382-405.

74. Chakravarti A. A um futuro da medicina genética. Natureza 2001; 409 (6822):822- 823.

75. Baltimore D. O nosso genoma foi revelado. Natureza 2001; 409 (6822): 8l4-816.

76. Dempsey PJ, Townsend GC. Contribuições genéticas e ambientais para variação no tamanho dos dentes humanos. Hereditariedade 2001; 86 (6): 685-693.

77. Yamaguchi T, Maki K, Shibasaki Y. Variante do gene receptor da hormona de crescimento e altura mandibular na população japonesa normal. Am J Orthod Dentofac Orthop 2001; 119 (6): 650- 653.

78. Sameshima GT, Sinclair PM. Prever e prevenir a reabsorção radicular: parte I. Factores de diagnóstico. Am J Orthod Dentofac Orthop 2001; 119 (5): 505-510.

79. Wise GE, Frazier-Bowers S, D' Souza RN. Determinantes celulares, moleculares, e genéticos da erupção dentária. Critério Rev Oral Biol Med 2002; 13 (4): 323- 334.

80. Peck S, Peck L, Kataja M. Ocorrência concomitante de malposição canina e agenesia dentária: evidência de campos genéticos orofaciais. Am J Orthod Dentofac Orthop 2002; 122 (6):657 - 660.

81. Becker A, Sharabi S, Chaushu S. Maxillary tooth size variation in dentitions with palatal canine displacement. Eur J Ortodontia 2002; 24 (3): 313- 318.

82. Ishii N, Deguchi T, Hunt NP. Diferenças craniofaciais entre mulheres japonesas e britânicas caucasianas com uma maloclusão de Classe III esquelética. Eur J Orthod 2002; 24 (5):493 - 499.

83. Townsend G, Richards L, Hughes T. Molar dimensões intercuspiais: entrada genética para variação fenotípica. J Dent Res 2003; 82 (5): 350 - 355.

84. Al-Qawasmi RA, Hartsfield Jr JK, Everett ET. Predisposição genética para

reabsorção apical externa da raiz. Am J Orthod Dentofac Orthop 2003; 123 (3): 242 - 252.

85. Gass JR, Valiathan M, Tiwari HK. Correlações familiares e hereditariedade da linha média maxilar diastema. Am J Orthod Dentofac Orthop 2003; 123(1):35 - 39.

86. Zubieta JK, Heitzeg MM, Smith YR. O genótipo COMT afecta as respostas do neurotransmissor mu-opioide a um agente de stress da dor. Science 2003; 299 (5610): 1240- 1243.

87. Chaushu S, Sharabi S, Becker A. Tamanho do dente em dentições com ectopia canina bucal. Eur J Ortodontia 2003; 25 (5): 485- 491.

88. Hartsfield Jr JK, Everett ET, Al-Qawasmi RA. Genetic factors in external apical root resorption and orthodontic treatment .Crit Rev Oral Biol Med 2004; 15(2): 115-122.

89. Soh J. Estatuto oclusal em adultos asiáticos do sexo masculino; prevalência e variação étnica. Angle Orthod 2005; 75(5): 814-820.

90. Oponente AL. Factores genéticos que influenciam a morfogénese e o crescimento de suturas e sincrondroses no complexo craniofacial. Semin Ortodontia 2005; 11: 199-208.

91. Yamaguchi T, Park SB, Narita A. Análise da ligação de todo o genoma do prognatismo mandibular em pacientes coreanos e japoneses. J Dent Res 2005; 84(3): 255-259.

92. Bui C. Caracterização fenotípica de doentes de Classe III. Angle Orhod 2006; 76(4): 564-569.

93. Qawasmi RA, Hartsfield Jr JK, Everett ET. Reabsorção radicular associada à força ortodôntica em ratos consanguíneos: contribuições genéticas. Eur J Orthod 2006; 28 (1):13-19.

94. Abass SK, Haitsfield Jr JK. Ortodontia e reabsorção apical externa da raiz. Semin Ortodontia 2007; 13: 246 -256.

95. Qawasmi RA, Hartsfi eld Jr JK, Everett ET. Genetic predisposition to external apical root resorption in orthodontic patients: linkage of chromosome-18 marker .Am J Orthod Dentofac Orthop 2003; 82 (5): 356 -360 .

96. Lidral AC, Moreno LM, Bullard SA. Factores genéticos e fissuras orofaciais. Semin Ortodontia 2008; 14: 103-114.

97. Abass SK, Hartsfield Jr J K. Investigação de "factores genéticos que afectam traços complexos utilizando como modelo a reabsorção apical externa da raiz". Semin Orthod

2008; 14: 115 -124.

98. Harris EF. Interpretando as estimativas de hereditariedade na literatura ortodôntica. Semin Ortodontia 2008; 14: 125 -134.

99. Iwasaki LR, Crouch LD, Nickel JC. Factores genéticos e movimento dentário. Semin Orthod.2008; (14): 135-145.

100. Slade GD, Diatchenko L, Ohrbach R. Tratamento ortodôntico, factores genéticos e risco de desordem temporomandibular. Semin Ortodontia 2008; 14(2): 146-156.

101. Sprowls MW, Ward RE, Jamison PL. Assimetria da arcada dentária, flutuação dentária assimetria, e apinhamento dentário: acomparação da posição e tamanho do dente entre os antiméres. Semin Ortodontia 2008; 14: 157-165.

102. Hartsfield Jr. JK. A ortodontia personalizada, o futuro da genética na prática. Semin Ortodontia 2003; (14): 166-171.

103. Decker E, Stellzig-Eisenhauer A, Fiebig BS. Mutações PTHR1 de perda de função em falha primária familiar não sindrómica de erupção dentária. Am J Med Genet 2008; 83 (6):781 - 786.

104. Abass SK, Hartsfield Jr. JK. Investigação de factores genéticos que afectam traços complexos utilizando como modelo a reabsorção apical externa da raiz. Semin Orthod 2008; 14: 115 -124.

105. Bastos Lages EM, Drummond AF, Pretti H. Associação de polimorfismo genético funcional IL-lbeta em doentes com reabsorção externa apical da raiz. Am J Orthod Dentofac Orthop 2009; 136 (4): 542 - 554.

106. Noor A, Windpassinger C, Vitcu I. Oligodontia é causado por mutação no LTBP3, a proteína de ligação TGFbeta latente 3. Am J Med Genet 2009; 84 (4):519 -523.

107. Chaturvedia S. Class Ill má oclusão, papel da natureza e nutrição.Virtual Jour Orthod 2011; 1-10.

108. A mutação de Nanni L. SHH está associada a incisivos centrais superiores solitários. Am J Med Genet 2001, 102-110.

109. Keusch CF, Mulliken JB, Kaplan LC. Anomalias craniofaciais em gémeos. cirurgia de reconstrução plástica 1991 Jan;87(1):16-23.

110. Rivka L Glaser et al. Origem Paternal das Mutações FGFR2 em Casos Esporádicos de Síndrome de Crouzon e Síndrome de Pfeiffer. Am J Med Genet 2015; 167(12): 2985-

2991.

111.   Ya-Wun Guo, Chih-Yang Chiu, Chien-Lin Liu, Tjin-Shing Jap, Liang-Yu Lin. Nova mutação do gene RUNX2 num paciente com displasia cleidocraniana. Am J Hum Genet. 2000 ; 66(3): 768-777.

112.   Bessenyei B et al. Características clínicas e genéticas da craniossinostose na Hungria. Int J Clin Exp Pathol 2015; 8(1): 1057-1062.

113.   Hadzsiev K, David D, Szabo G, Czako M, Melegh B, Kosztolanyi G. Trissomia parcial da região pericentromérica do cromossoma 5 numa rapariga com fenótipo de ligante. Cytogenet Genome Res 2014; 144: 190-195

114.   Ramaswamy P, Negus S, Homfray T, De Rooy L. Micrognatia severa com displasia das costelas: síndrome cerebro-costo-mandibular. Arch Dis Child Fetal Neonatal 2016 ; 101(1): 85.

115.   Loeys B.The search for genotype/phenotype correlation in Marfan syndrome: to be or not to be? Eur heart J 2016; 20:154.

116.   Milewicz DM. Molecular genetics of Marfan syndrome and Ehlers-Danlos type IV.Curr opin cardiol 1998; 13(3):198-204.

117.   Síndrome de Rose PS et al. Stickler: características clínicas e critérios de diagnóstico. Am J Med Genet 2005; 138: 199-207.

118.   Paul A Trainor.Raniofacial Defeitos de Nascimento: O Papel das Células de Crista Neural na Etiologia e Patogénese da Síndrome de Treacher Collins e o Potencial de Prevenção. Am J Med Genet 2010; (12): 2984-2994.

119.   Frances K Wiseman et al. A genetic cause of Alzheimer disease: mechanistic insights from Down syndrome. Nat Rev Neurosci. 2015; 16(9): 564-574.

120.   Selvi R, Mukunda Priyanka A. Papel da *SOX9* na Etiologia da Síndrome de Pierre-Robin. Irão J Basic Med Sci 2013; 16(5): 700-704.

121.   Lindsay A Farrer et al. Síndrome de Waardenberg (WS) tipo I é causada por defeitos em loci múltiplos, um dos quais é próximo de ALPP no cromossoma 2: Primeiro relatório do consórcio WS. Am J Hum Genet 1992; 50(5): 902-913.

122.   Marquês P Vawter, Philip D Harvey, Lynn E DeLisi. Desregulamentação da Expressão Genética X- Linked Expression na Síndrome de Klinefelter e Associação com Cognição Verbal. Am J Med Genet B Neuropsicquiatr Genet 2007; 144(6): 728-734.

123. Jillian G Buchan et al. As variantes raras em *FBN1* e *FBN2* estão associadas à escoliose idiopática grave na adolescência.Hum Mol Genet 2014; 23(19): 52715282.

124. Becker R, Wegner RD, Kunze J, Runkel, S, Vogel, M, Entezami M. Variabilidade clínica da síndrome de Larsen: diagnóstico num pai após detecção ultra-sonográfica de um feto gravemente afectado. Clin Genet 2000; 57: 148-150.

125. Nishitha Joshi, Ahmad M Hamdan, Walid D Fakhouri. <u>Maloclusão esquelética: Um distúrbio de desenvolvimento com uma morbilidade de longa duração</u>. J Clin Med Res 2014; 6(6): 399-408.

126. Thesleff I. Homeobox genes e factores de crescimento na regulação da morfogénese craniofacial e dentária. Acta Odontol Scand 1995; 53: 129-134.

127. Johnston MC e Bronsky DA. Desenvolvimento pré-natal craniofacial: novos conhecimentos sobre mecanismos normais e anormais. Critério Rev Oral Biol Med 1995; 6: 368422.

128. Wilkie AO. Craniosinostose: genes e mecanismos.Hum Mol Genet 1997 6, 1647-1656.

129. Jabs EW et al. Uma mutação no homeodomínio do gene humano MSX2 numa família afectada por uma craniossinostose autossómica dominante. Célula 1993; 75: 443450.

130. Dixon MJ. Síndrome de Treacher Collins. Hum Mol Genet 1996; 5: 1391-1396.

131. Aberg T, Wozney J, Thesleff I. Os padrões de expressão das proteínas morfogenéticas ósseas (BMPs) no dente de rato em desenvolvimento sugerem papéis na morfogénese e diferenciação celular, Dev Dyn 1997; 210: 383-396.

132. Witkop CJ, Rao S. Herdou defeitos na estrutura dentária. Defeitos de Nascimento 1971; 7: 153-184.

133. Kere J, Srivastava AK, Montonen O. X-linked anhidrotic (hypohidrotic) ectodermal dysplasia é causada por mutação numa nova proteína transmembrana. Nature Genet 1996; 13: 409-416.

134. Yamada Y, Lee SK, Yamada KM. Projecto do Genoma Oral e Craniofacial. J Dent Res 1998; 77: 884.

135. Moss ML, Salentijn L. O papel principal das matrizes funcionais no crescimento facial. Am J Orthod 1969; 55: 566-575.

136. Goodman RM, Gorlin RJ. In: O Rosto em Distúrbios Genéticos. St. Louis: CV Mosby; 1970.

137. Salzmann JA. Efeito da genética molecular e da engenharia genética na prática da Ortodontia. Am J Ortodontia 1972; 61: 437-472.

138. Ângulo EH. Tratamento da Maloclusão dos Dentes. 7ª ed, Philadelphia: S S S White Manufacturing Company 1907; 58: 52-54.

139. Lundstrom A. Natureza versus nutrição na variação dentofacial. Eur J Ortodontia 1984; 6: 77-91.

140. Van der Linden FPGM. Factores genéticos e ambientais na morfologia dentofacial. Am J Orthod 1966; 52: 576-583.

141. MacKenzie A, Ferguson MWJ, Sharpe PT. Padrões de expressão do gene homeobox. Hox-8, no embrião do rato sugere um papel na especificação da iniciação e forma do dente. Desenvolvimento 1992; 115: 403-420.

142. Suarez BK, Spence MA. A genética da hipodontia. J Dent Res 1974; 53: 781785.

143. Niswander JD, Sugaku C. Anomalias congénitas dos dentes em crianças japonesas. Am J Phys Anthropol 1963; 21: 569-574.

144. Markovic MD. Hipodontia em gémeos. Swed Dent J Suppl 1982; 15: 153-162.

145. Brook AH. Anomalias dentárias de número, forma e tamanho: a sua prevalência em crianças escolares britânicas. J Int Assoc. de Dent Child 1974; 5: 37-53.

146. Alvesalo L, Portin P. Os padrões de herança dos incisivos laterais superiores em falta, em forma de pino e fortemente reduzidos mesiodistamente. Acta Odontol Scand 1969; 27: 563-575.

147. Peck S, Peck L, Kataja M. O canino deslocado palacialmente como uma anomalia dentária de origem genética. Angle Orthod 1994; 64: 249-256.

148. Markovic MD. Na encruzilhada da genética orofacial. Eur J Orthod 1992; 14: 469-481.

149. Schulze C, Weise W. Zur Vererburg der Progenie. Fortschr Kieferorthop 1965; 26: 213-229.

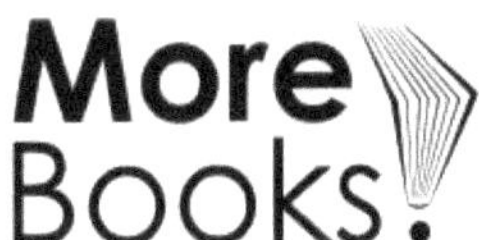

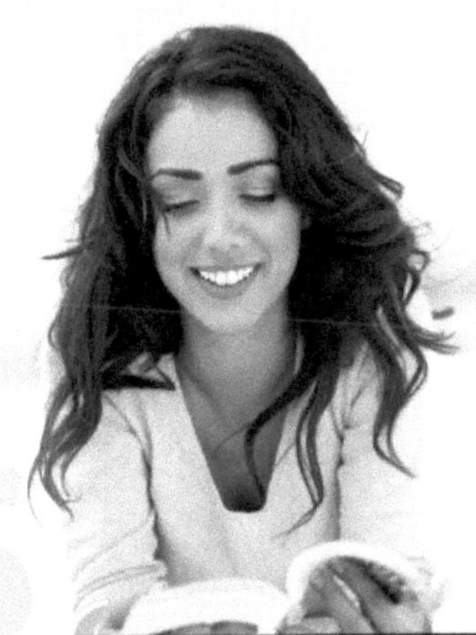

I want morebooks!

Buy your books fast and straightforward online - at one of world's fastest growing online book stores! Environmentally sound due to Print-on-Demand technologies.

Buy your books online at
www.morebooks.shop

Compre os seus livros mais rápido e diretamente na internet, em uma das livrarias on-line com o maior crescimento no mundo! Produção que protege o meio ambiente através das tecnologias de impressão sob demanda.

Compre os seus livros on-line em
www.morebooks.shop

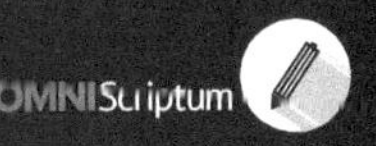

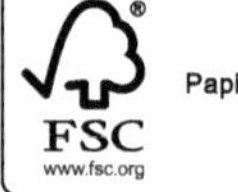